儿童哮喘

中西医防治问答

主编　赵霞

副主编　李敏　朱子钰　严花　汤玲玲

编者
（以姓氏笔画为序）

代晓寒　朱子钰　汤玲玲　严花　李敏

吴嘉宝　单祎文　赵霞　袁宸　徐天泓

蔡承翰　潘青云　薛岱昀

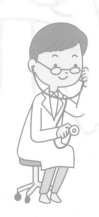

U0284105

人民卫生出版社

·北京·

图书在版编目（CIP）数据

儿童哮喘中西医防治问答 / 赵霞主编 . —北京：
人民卫生出版社，2023.7

ISBN 978-7-117-35099-0

Ⅰ.①儿… Ⅱ.①赵… Ⅲ.①小儿疾病－哮喘－中西
医结合－防治－问题解答 Ⅳ.①R725.6–44

中国国家版本馆 CIP 数据核字（2023）第 136451 号

人卫智网	www.ipmph.com	医学教育、学术、考试、健康，
		购书智慧智能综合服务平台
人卫官网	www.pmph.com	人卫官方资讯发布平台

儿童哮喘中西医防治问答
Ertong Xiaochuan Zhongxiyi Fangzhi Wenda

主　　编：赵　霞

出版发行：人民卫生出版社（中继线 010-59780011）

地　　址：北京市朝阳区潘家园南里 19 号

邮　　编：100021

E - mail：pmph @ pmph.com

购书热线：010-59787592　010-59787584　010-65264830

印　　刷：三河市国英印务有限公司

经　　销：新华书店

开　　本：889×1194　1/32　印张：5.5　插页：2

字　　数：174 千字

版　　次：2023 年 7 月第 1 版

印　　次：2023 年 8 月第 1 次印刷

标准书号：ISBN 978-7-117-35099-0

定　　价：39.00 元

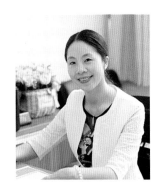

赵　霞

医学博士(后),南京中医药大学教授、主任中医师、博士生导师,江苏省一流专业、国家一流课程负责人。国家中医药管理局高水平中医药重点学科中医儿科学学科带头人,南京中医药大学中医儿科学研究所主任,江苏省儿童呼吸疾病(中医药)重点实验室主任。江苏省第六期"333高层次人才培养工程"第二层次培养对象,江苏省中医药领军人才,江苏省高校"青蓝工程"中青年学术带头人。江苏省中西医结合学会新世纪第八届儿科专业委员会候任主任委员,世界中医药学会联合会儿科专业委员会副会长,中华中医药学会儿科分会副主任委员,全国中医标准化技术委员会委员。国家自然科学基金二审专家。首届全国高等中医药院校"优秀青年",第二届江苏省中医药十佳青年之星。从事中医药防治儿童呼吸道过敏性疾病研究20余年,主持哮喘相关国家自然科学基金面上项目5项、标准化项目13项,其他省部级课题10余项。发布国家标准1项,获国家发明专利3项、院内制剂3个、转让专利1项、院内制剂2个。作为主要完成人,成果获得各级奖励20余项次。主编"十四五"规划教材《中医儿科学》、英文教材、精编教材、专业规划教材等,作为主编、副主编参编教材及专著60余本,发表学术论文170余篇。

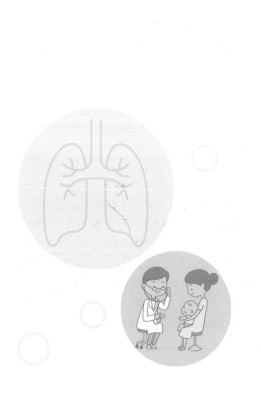

对哮喘最早的认识,是在念初中时。班上有一女生,性格温和谦虚,对人极好,是我的好朋友。记得有一天放学后,我邀请她到家里玩,晚上就住在我家。半夜时,我在睡梦中听到她咳得很凶,伴随拉风箱一样的齁喘声。因为年纪尚小,睡得较沉,始终没醒来问她。第二天,想起夜里的事,连忙询问,她极力否认,可能是不愿意让我知道她有这个病。我问起父母,好奇这是一个什么病,他们也不懂。老人们说是小时候盐吃多了引起的,觉得这个病比较严重,好不了,会时常发作,得仔细将养。因为齁喘常发,她长得极瘦,皮肤黧(lí)黑,走路快了也气喘吁吁很累的样子。自从知道她齁喘,我就小心翼翼不再问起,也打心眼儿里同情她。后来,我在外求学,她初中毕业学了护理,在镇上做接生员。假期回家,我时常打听她的消息,听说和一个木讷的水利文员结了婚,生了一个儿子,生活过得马马虎虎。大学毕业时,她托人送来一个大相册,至今我仍留着。大约在我研究生快毕业时,父亲来信说她去世了,我非常惊愕,也很难过,她还这么年轻。去世原因是青霉素过敏,没有抢救过来。她的离世,也一直是埋藏在我心底的痛。

再次和哮喘有交集,是在大学见习时,当时我们在德阳市中西医结合医院见习,遇到一个八九岁的少年,因哮喘发作住院。那孩子瘦得很,面黑,喘得厉害,不用听诊器也能听到哮鸣音。那时的治疗是静脉滴注地塞米松和氨茶碱,咳喘平息后就出院了。对医学一知半解、懵懂的我也对这个少年深表担心和同情,同时也认识到哮喘是一个

5

难治病,对孩子身心健康影响极大。到我读研时,导师苏树蓉教授建议我研究哮喘,想起我的初中同学,我很愿意研究此病,并一直兴趣浓厚。当时我主要跟着刘小凡教授,在临床中学习中西医结合防治哮喘,见证了不少难治性哮喘,被西医介绍到刘老师这里来治疗取得良效的患儿。苏老师是研究体质的,我的硕士毕业课题将体质和哮喘结合起来,学位论文写的是《哮喘患儿体质分型及防治方案研究》。后来我传承博士研究生导师、全国名中医汪受传教授提出的伏风和调气理论,从此在中医药防治儿童哮喘的临床与科研路上一路前行。在临床上我诊治了数以千计的哮喘患儿,承担了 5 个国家自然科学基金面上项目,还有其他一些研究哮喘的课题,制订、修订了《儿童哮喘中医诊疗指南》《中医病证诊断疗效标准·小儿哮喘》《儿童哮喘治未病干预方案》《三伏贴干预儿童哮喘专家共识》等,发表了 110 余篇哮喘相关论文,撰写了多部儿科教材中哮喘病相关章节。

　　中医对哮喘的认识源远流长,对病因病机的阐释深刻,治疗历来分为发作期和缓解期,早就认识到哮喘需要长期治疗。《丹溪心法·喘十五》云:"凡久喘之症,未发宜扶正气为主,已发用攻邪为主。"这与现代西医分期治疗的认识不谋而合,下面列举一些中医对哮喘认识的精辟论述。元代朱震亨(朱丹溪)在《丹溪心法·哮喘十四》云:"哮喘必用薄滋味,专主于痰……"专篇论述哮喘。清代陈复正在《幼幼集成·哮喘证治》云:"吼者,喉中如拽锯,若水鸡声者是也;喘者,气促而连属,不能以息者是也。故吼以声响言,喘以气息名。"详细描述了哮喘发作时的情景,并将哮与喘作了区分。《杂病源流犀烛·咳嗽哮喘源流》提到哮喘"大都感于幼稚之时",认识到哮喘初次发病大多是在儿童时期。《幼科发挥·喘嗽》说:"或有喘疾,遭寒冷而发,发则连绵不已,发过如常,有时复发,此为宿疾,不可除也。"说明本病缠绵反复,难以根治。《婴童百问·喘急第五十六问》说:"小儿有因惊暴触心,肺虚发喘者,有伤寒肺气壅盛发喘者,有感风咳嗽肺虚发喘者,有因食咸酸伤肺气发虚痰作喘者,有食热物毒物冒触三焦,肺肝气逆作喘者。"临床上确实有不少患儿因受凉、运动、过量食甜、过量食盐等诱发哮喘。《证治汇补》将哮喘的病机归纳为"因内有壅塞之气,外有非时之感,膈有胶固之痰……发为哮病",最为精辟。关于哮喘的治疗,《金匮要略·肺痿肺痈咳嗽上气病脉证治》说:"咳而上气,喉中水鸡声,射干麻黄汤主之。"《幼幼集成·哮喘证治》说:"凡哮喘初发,宜服苏陈九宝汤。盖哮喘为顽痰闭塞,非麻黄不足以开其肺窍,放胆用之,百发百中。"古代医家关于哮喘的认识、处方用药深刻精准,用于现代临床,仍然有效,值得深入挖掘研究。

真正对哮喘颇有体会,是在从事临床工作后。研读古书,实践临床,用心揣摩,潜心研究。根据古代医家对肺气宣降的认识,如《临证指南医案·肺痹》:"肺……位居最高,受脏腑上朝之清气,禀清肃之体,性主乎降。"《幼幼集成·哮喘证治》:"肺金清肃之令不能下行,故上逆而为喘。"《幼科证治准绳》认为,喘乃"邪反侵肺,气不能降"。在勤读精研古医家认识的基础上,我提出"哮喘发作重降气",认为:降气能平哮,降气能缓急,降气能止咳,降气能化痰;气降则咳止喘平,气顺则痰化饮消。自拟"小儿降气平哮方",临床用于哮喘、咳嗽变异性哮喘、过敏性咳嗽等,每获验效。该方已申请并获得国家发明专利,研制成江苏省中医院院内制剂——"小儿降气平哮合剂",功效为:降气平喘,止咳化痰,解表清里。用于哮喘外寒内热证,症见喘促气急,咳嗽痰鸣,咯痰黏稠色黄或白,可伴胸闷、鼻塞喷嚏、流清涕,或兼见恶寒发热无汗,夜卧不安,大便干等。方中麻黄、苦杏仁宣降肺气;紫苏子、莱菔子、车前子降气平喘,利水化痰;白芍敛阴缓急,解痉平喘;钩藤轻清透邪以祛伏风;黄芩清泻肺热。全方用药轻清,药性平和,无大寒大热之品,无虫类之异物,不失为控制哮喘发作之良剂。

随着现代西医对哮喘研究的深入,学界普遍认为哮喘是一种以气道慢性炎症和气道高反应性为特征的异质性疾病,把哮喘分为急性发作期、慢性持续期和临床控制期,强调长期规范治疗。吸入疗法是西医治疗哮喘的主要方法,糖皮质激素、β_2 受体激动剂、白三烯调节剂等为常用的治疗哮喘药物。由于哮喘病因复杂,发病机制尚未完全阐明,迄今仍没有根治的药物及手段。但儿童哮喘通过规范治疗完全可以控制发作,达到"临床治愈"的效果。所谓临床治愈,是指经过治疗后哮喘被控制,症状消失,疾病长时间内趋于稳定,不再反复迁延发作,不影响患儿的日常生活、学习、活动。虽然这种情况下,疾病本身并没有治愈,不过该状态能明显地改善患儿的生存质量,并能防止并发症的发生。尽管中医对哮喘的防治具有独特的优势,西医对哮喘的治疗有了长足的进步,大多数哮喘患儿通过中西医结合规范治疗,病情可以获得良好控制。但是目前仍有约 30% 的城市儿童哮喘未能得到及时诊断,50% 以上的儿童哮喘未得到良好控制。临床上患儿和家长对哮喘的认识存在不少误区:一是家长不愿意承认孩子患的是哮喘,"谈喘色变";二是家长在孩子有症状时给其用药,缓解后擅自停药,"谈激素色变"……这是导致儿童哮喘延误诊断和治疗的主要因素,也是影响疗效,造成患儿肺功能进行性损害的重要原因。

如何才能改变这些现状,中西医结合防治哮喘,让哮喘患儿能顺畅呼吸呢?我一直想写一本科普类的书,适合家长、患儿,也适合临床医师和医学生,让大家真正了解哮喘。我们原计划写100问,结果发现需要了解的问题远不止100个。单纯运用中医或单纯运用西医理论均不足以把儿童哮喘的问题说清楚,中西医结合最适合本病。为此,我们组织了专门从事儿童哮喘研究的临床医师、博士、硕士研究生,共同撰写了这本既专业,又通俗易懂的《儿童哮喘中西医防治问答》。全书涵盖了哮喘基本知识、病因病机、预防治疗、家庭护理等中西医问题共269个。希望通过此书,让大家正确认识哮喘,规范治疗哮喘,让哮喘孩子拥有和健康孩子一样充满活力的幸福人生!受知识面和写作能力所限,书中缺点、疏漏在所难免,还望各位专家、学者、读者海涵和斧正。

赵霞

2023年6月1日于金陵

　　哮喘是最常见的慢性呼吸系统疾病之一,是世界性的健康问题,严重威胁人类健康。目前全球有超过 3 亿人受哮喘影响。哮喘通常始于儿童时期,近 10 年来,全球范围内儿童哮喘的发病率呈现上升趋势,患病率远高于成人。全国儿科哮喘防治协作组进行的 3 次全国儿童哮喘患病率调查结果显示,至 2010 年,我国城市 0~14 岁儿童哮喘的累计患病率已达 3.02%,2017—2018 年中国儿童哮喘年患病率(6.50%)较 2015—2016 年(3.80%)明显上升。目前儿童哮喘的诊治水平已显著提高,但总体控制水平仍不理想。哮喘反复发作,难以根治,严重影响患儿身心健康。同时也有研究表明,儿童期哮喘控制不佳会增加成年期罹患慢性阻塞性肺疾病的风险,给家庭和社会带来沉重负担。

　　我们在从事临床工作的过程中,发现不少家长并不了解儿童哮喘,对哮喘的认识存在许多误区,导致哮喘患儿的就医诊断不及时,治疗不规范,延误病情。因此,我们编写了这本以问答形式介绍儿童哮喘相关中西医知识的科普书籍。全书共 269 问,分为九个部分:第一部分为儿童哮喘知多少,第二部分为儿童哮喘的病因与发病机制,第三部分为儿童哮喘与过敏性疾病,第四部分为儿童哮喘与中医体质学说,第五部分为儿童哮喘的筛查与诊断,第六部分为儿童哮喘的中西医治疗方法,第七部分为儿童哮喘的预防与中医治未病,第八部分为儿童哮喘的家庭护理,第九部分为与儿童哮喘相关的组织、活动和项目等。虽然哮喘是一个容易反复发作的慢性病,治疗有一定难度,但只要能够及时诊断,采用中西医方法进行规范治疗,完全能够得到良好控制,使哮喘患儿同正常的孩子一样健康成长、快乐学习、积极生活。

本书由从事哮喘研究的临床医师、研究生共同撰写,语言生动丰富,内容通俗易懂,融专业性、实用性和科普性于一体。适用于哮喘患儿、家长、医师和医学生。书中涉及的哮喘相关治疗均需在正规医疗机构由专业医师指导下使用,希望能带您走进哮喘的科学世界,充分了解儿童哮喘的方方面面,帮助医患双方正确认识儿童哮喘,携手创造健康幸福的生活!

《儿童哮喘中西医防治问答》编委会

2023年6月

目 录

二、儿童哮喘的病因与发病机制 13

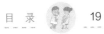

八、儿童哮喘的家庭护理 ·····135

九、与儿童哮喘相关的组织、活动和项目等 ·····145

一、儿童哮喘知多少

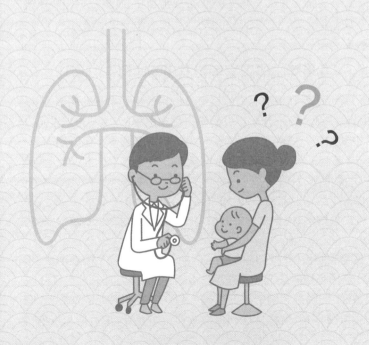

1. 什么是儿童哮喘?

什么是哮喘呢? 中医称作"哮喘""哮病",西医称作"支气管哮喘",简称哮喘。老百姓常说成"齁""喘""喉咙能发出小鸡叫的声音或者吹哨音"等。医学上儿童哮喘又是怎么定义的呢? 哮喘是儿童时期最常见的慢性呼吸系统疾病。2020 版《儿童支气管哮喘规范化诊治建议》对哮喘的定义是:哮喘是一种以气道慢性炎症和气道高反应性为特征的异质性疾病。至于为什么是"气道慢性炎症"和"气道高反应性"我们会在后面揭晓答案(详见"二、儿童哮喘的病因与发病机制"第 17、18 问)。它以反复发作的喘息、咳嗽、气促、胸闷为主要临床表现,常在夜间和/或凌晨发作或加剧。呼吸道表现出的具体症状和严重程度可随时间而变化,并常伴有可逆性呼气气流受限和阻塞性通气功能障碍。中医对哮喘的认识源远流长,南宋王执中首次提及"哮喘"病名。清代著名儿科医家陈复正在《幼幼集成·哮喘证治》说:"喘者,肺之膹(fèn)郁也。吼者,喉中如拽锯,若水鸡声者是也;喘者,气促而连属,不能以息者是也。"意思是说哮喘这个疾病,是因为肺部气机的郁结、不通畅导致的。常见的症状有吼和喘,吼就是喉咙痰声辘辘,像小鸡叫。喘便是呼吸急促不顺畅,气息不能平稳连续。

2. 儿童哮喘的患病率和发病率如何?

我们常常能看到报纸等媒体报道某疾病的患病率和发病率,那患病率和发病率到底表示什么? 患病率也称现患率,表示某特定时间内总人口中某病新旧病例之和所占的比例。发病率指在一定时期内,一定人群中,某病新发生的病例出现的频率。简单打个比方,患病率就如同一个蓄水池,发病率就如同一个水源,水源流入越大(发病率越大),蓄水池中的水也就越多(患病率越高),当流入的水量一定(发病率不变),流出量增多(痊愈或死亡的增多),蓄水池中的水也就越少(患病率降低)。

全球哮喘防治创议(Global Initiative for Asthma, GINA)在 2023 年发布的《全球哮喘管理和预防策略》指出,哮喘作为常见的慢性呼吸道疾病,在不同国家影响 1%~29% 的人口。随着社会经济发展,人们的日子越来越富裕,生活条件和卫生习惯越来越好,是不是儿童哮喘的患病率和发病率也随之降低了呢？其实不然，尽管像白喉、猩红热这样的传染病少了，孩子身上某些"富贵病"却变多了，哮喘便是其中之一。

研究表明，2015—2019 年我国 0~4 岁儿童的哮喘发病率最高，为 1 826.34/10 万，5~9 岁为 768.89/10 万，10~14 岁为 316.75/10 万。全国儿科哮喘防治协作组进行的 3 次全国儿童哮喘患病率调查结果显示，1990—2010 年的 20 年间，我国城市 0~14 岁儿童哮喘的患病率呈显著上升趋势，2010 年，我国城市 0~14 岁儿童哮喘累计患病率为 3.02%。一项针对 2015—2019 年发表的横断面调查的 Meta 分析显示，我国儿童哮喘患病率已达 4.90%。由此可见，虽然目前儿童哮喘的诊治水平已显著提高，但仍有较高的发病率与患病率，总体控制水平仍不理想。

3. 儿童哮喘初发一般在哪个年龄段？

哮喘可发生在任何年龄阶段，但是绝大部分患儿开始发病的年龄在 5 岁以内，其中又以 3 岁以内居多。一项成都市儿童哮喘流行病学调查显示，548 名受调查患儿中首次发病年龄在 3 岁以内者有 422 例，占 76.90%。一项上海市儿童哮喘流行病学调查显示，654 名受调查患儿首次发病年龄在 3 岁以内的有 429 例，占 65.60%，可见哮喘在 3 岁以内初次发病更常见。

4. 儿童哮喘多发于男孩还是女孩？

儿童哮喘的患病率在男女性别之间没有明显的差异，男孩和女孩都可能患上哮喘。部分研究表明，在 2~3 岁幼儿中，男孩发病率略高于女孩，但这种差异在青春期后会逐渐缩小。总体来说，哮喘的患病率受到多种因素的影响，包括遗传、环境、生活方式等，性别并不是决定性的因素。

5. 哪些症状应警惕儿童哮喘发作？

孩子出现典型的胸闷、喘息，需警惕哮喘。但是，家长们要清楚，哮喘的症状不是只有喘息。倘若孩子反复咳嗽，尤其是在晚上容易憋醒，或呼吸急促，甚至呼吸困难，也需要警惕。如果孩子一段时间内运动能力下降，运动时感到非常疲倦，运动后喘息或咳嗽，也可能是哮喘的征兆。因为这可能意味着孩子的肺功能出现了变化，需要到医院及时诊治。另外，孩子患有其他过敏性疾病，如特应性皮炎（湿疹）、变应性鼻炎（过敏性鼻炎）等，突然出现鼻塞、流鼻涕、打喷嚏、打鼾等症状，或者极易食物过敏，家长同样应该提高警惕。

6. 孩子喘息一定是哮喘吗？

虽然喘息是哮喘的一个主要临床表现，但孩子喘息不一定都是哮喘。喘息是 6 岁以下儿童常见的呼吸道症状之一，研究发现有约 1/3 的儿童在 3 岁前会出现喘息，到 6 岁有近 50% 儿童至少出现过 1 次喘息。理论上引起气道狭窄的任何疾病均可导致喘息。由于年幼儿童的呼吸道结构特殊，气道管腔较狭小、气道软骨弹性较弱、外周气道阻力相对较高、气道黏膜血管相对丰富，以及对外界各种冷热刺激更为敏感等因素，年幼儿童较年长儿童以及成人更易出现喘息发作。《6 岁以下儿童喘息病因鉴别诊断和初始处理临床实践专家共识》指出，引起 6 岁以下儿童喘息的病因包括病毒等感染引起的喘息、支气管哮喘（哮喘）、支气管异物、先天性支气管狭窄和/或软化、血管环等压迫气道、牛奶或其他食物过敏、闭塞性细支气管炎、胃食管反流病等吸入性疾病、支气管肺发育不良、原发性免疫缺陷病、原发性纤毛运动不良症、囊性纤维化、原发性肺结核和支气管结核、变应性支气管肺曲霉病、肺嗜酸性肉芽肿性多血管炎等。因此，孩子出现喘息需及时就医，如果不能及时就诊，家长应详细描述实际感受或听到的声音，可以收集录像或录音。临床医师会根据孩子既往喘息发作的病史，结合孩子的具体症状、体征等，必要时进一步进行胸片、肺功能等检查，综合分析，排除其他疾病后方可诊断，确定病因，对症治疗。

7. 为什么孩子只咳不喘也可能是哮喘？

不少家长以为只有出现喘息才是哮喘，这是一种误解。典型的哮喘，是反复发作的咳嗽、齁喘。有一种只咳不喘的哮喘，称为咳嗽变异性哮喘（cough variant asthma，CVA），属于不典型哮喘。儿童咳嗽变异性哮喘的主要特征是持续咳嗽 1 个月以上，其临床表现往往以晨起、夜间咳嗽为主，遇冷空气、剧烈活动或感染后咳嗽加重，但无发热等感染征象,且长期应用各种抗生素治疗无效。这就是为什么有些孩子一直咳嗽,甚至持续几个月;咳嗽好转一段时间后又发作,拍胸片没有炎症,吃抗生素也没有效果。这样的孩子需要考虑咳嗽变异性哮喘。咳嗽变异性哮喘作为哮喘的一种形式,其病理生理改变与哮喘病一样,也是持续气道炎症反应与气道高反应性,所以抗哮喘治疗有效。我国研究报道,咳嗽变异性哮喘是慢性咳嗽的首位原因,在成人中占14%~62%,儿童占41.95%。孩子出现上述情况,加上有湿疹、变应性鼻炎病史,或者家庭成员有哮喘等过敏性疾病史的,尤其需要注意,谨防未加控制的咳嗽变异性哮喘最终导致患儿肺功能持续损害。

8. 儿童呼吸系统的特点有哪些?

儿童呼吸系统发育尚不完善,与成人在系统解剖及呼吸生理方面有诸多差异。

系统解剖上的差异:

(1)鼻:儿童鼻腔较为短小且狭窄,鼻毛稀疏,具有丰富的血管,在呼吸道感染时容易出现鼻黏膜充血水肿,引起鼻腔狭窄及堵塞,常见张口呼吸。其中,鼻泪管是眼泪从眼睛经内眦部排入鼻腔的管道。儿童鼻泪管较短,鼻泪管下端的瓣膜发育不全,呼吸道感染时易引起病原菌上行导致结膜炎。

(2)咽:咽鼓管是连接中耳腔和鼻咽部的通道,儿童咽鼓管较粗短,在咽部感染时易导致中耳炎。其中,腺样体是位于咽穹后部的淋巴组织。4~6岁为腺样体增殖最旺盛的时期,青春期以后逐渐萎缩。因此幼儿呼吸道感染易导致腺样体增生,临床上常见打鼾及张口呼吸等症状。

(3)喉:儿童喉腔较成人狭窄,喉部黏膜下组织疏松,具有丰富的血管,在呼吸道感染时容易导致喉部充血水肿,甚至出现严重的喉部阻塞,导致呼吸困难。另外,儿童声带有短小、细薄、韧性较差、易疲劳等特点。若长期哭闹或大声喊叫等会导致声带受损,充血增厚,造成声音嘶哑。

(4)气管与支气管:儿童气管与支气管管腔相对狭窄,气管黏膜下血管丰富,管腔弹性较差,纤毛运动能力较差。因此,在呼吸道感染及哮喘发作时不能有效地将气道黏液及病原微生物等清除,更容易导致肺部感染,或因气管与支气管狭窄导致呼吸困难。

（5）肺：儿童肺组织中肺泡数目较少，肺内弹性组织发育不完善，因此肺内有效气体交换的面积较小，患儿多通过增加呼吸频率等代偿方式达到正常含氧量。儿童肺部血管、淋巴管等发育旺盛，因此肺内含血量较多，更易发生感染，导致间质性肺炎、肺淤血及肺不张等疾病。

呼吸生理方面的差异：

（1）呼吸方式：呼吸方式分为以膈肌运动为主的腹式呼吸及以肋骨、胸骨活动为主的胸式呼吸。婴幼儿呼吸多以腹式呼吸为主，伴随着年龄的增长，膈肌及腹腔脏器下降，胸廓体积增加后逐渐转为胸式呼吸为主。

（2）呼吸频率：儿童呼吸较为表浅，肺部含气量少，且儿童新陈代谢较为旺盛，需氧量大，需要通过增加呼吸频率进行代偿。各个年龄阶段的儿童正常呼吸频率如下：<28 天为 40~44 次/min；28 天~1 岁为 30~40 次/min；1~3 岁为 25~30 次/min；4~7 岁为 20~25 次/min；8~14 岁为 18~20 次/min。

9. 哪些孩子更容易罹患哮喘？

哮喘与过敏关系密切，与遗传、环境、自身体质等因素也有一定关系。所以，孩子有食物过敏或吸入物过敏，以及过敏性疾病病史，如特应性皮炎、变应性鼻炎的话，更容易罹患哮喘。另外，如果父母患有哮喘和其他过敏性疾病，孩子发生哮喘的可能性也相对较高。患儿自身体质较弱，容易反复呼吸道感染者，也易发生哮喘。当然，若长期生活在严重污染的生活环境中，尤其是烟雾环境，即使气道反应正常的孩子也避免不了受到这种损害而易发生哮喘。

中医认为，肺脾肾三脏功能低下的儿童，也就是我们常说的体质比较差的孩子，更易罹患哮喘。体质差（肺脾肾亏虚）可以是先天遗传的，也可能是后天的环境、饮食等因素造成的。用中医理论解释，肺虚会引起腠理（皮肤、汗腺等）不固密，身体则容易为外邪（如寒冷气候等）所侵袭；脾主运化水谷精微（饮食消化后形成的营养物质），这些营养物质缺乏，气血就不能生化；肾气虚弱，不能蒸化水液（人体的水液代谢产物，包括汗、尿液，病理产物包括痰、水饮等）。肺不布津，脾失运化，肾不利水，则津液凝聚为痰，聚而成饮。如若感受外界六淫之邪（风、寒、暑、湿、燥、火），接触异物（如尘螨、动物毛屑、烟雾等），情志过极（大哭、大笑等），饮食不慎（食物过敏、过食寒凉等）等，导致邪入肺经,引动伏痰,痰阻气道,肺失宣降,便易发为哮喘。

10. 哮喘会传染吗?

哮喘不会传染。哮喘发作有内因与外因,患儿自身呼吸道抵抗能力弱、易感染,是诱发儿童哮喘的重要原因。这部分患儿受到外界变应原(又称:过敏原)、气候温度变化等刺激,气道反应性增高,引起反射性咳嗽,并刺激迷走神经,产生支气管痉挛,从而发生哮喘。所以哮喘发病的机理,决定了其并非传染病。家长和老师需要让孩子知道,哮喘并不会传染给其他小朋友,他们可以和别的小朋友一起玩耍。正确的引导有利于树立孩子战胜疾病的信心,对疾病的预后大有裨益。同时其他家长也需要提醒自己的孩子不要歧视身边的哮喘病人,应给予他们关爱与帮助。尽管哮喘不传染,但仍要积极治疗,如果放任不管,就可能引起多种并发症。

11. 哮喘会遗传吗?

如果父母有哮喘,子女不一定得哮喘,但患哮喘的概率较普通孩子高。哮喘是一种有明显家族聚集倾向的多基因遗传疾病,也就是由遗传因素及环境因素共同作用的疾病。哮喘有一定的遗传倾向,遗传度为70%~80%,这意味着遗传因素的作用较环境因素更大。研究表明,如果父母一方有哮喘,子女患哮喘的概率较其他儿童高2~5倍;若父母均患哮喘,则子女患病概率升高至10倍,Ⅰ级亲属哮喘家族史风险最高,Ⅱ级亲属及Ⅱ级亲属以上风险明显降低。国外通过长期随访研究发现,家族成员(任一级亲属)中患有哮喘的儿童,其哮喘反复存在甚至发展为成人哮喘的危险性大大增加,且哮喘初发年龄较小。有研究对哮喘儿童的危险因素进行分析比较,结果提示,在过敏体质、家族哮喘史和被动吸烟3个危险因素中,家族哮喘史是最大的危险因素。至于哮喘发作时的病情严重程度,子女不一定与父母相同或比父母更重,这取决于治疗是否及时、规范。

12. 哮喘会影响孩子生长发育吗?

通常来说,哮喘如果通过规范化治疗有效控制,则不会影响孩子的生长发育。但如果哮喘频繁发作,又未得到有效的治疗,导致哮喘持续、控制不佳或发展为重度哮喘,孩子的生长发育就会受到影响。哮喘是呼吸道疾病,严重时影响孩子的呼吸通气换气,造成呼吸困难以及缺氧,引起体能消耗变大,同时影响夜间睡眠,导致患儿得不到充分休息。因此,如果哮喘得不到正确治疗,长期反复发作,就会对患儿的生长发育产生影响,且患儿发病年龄越小,病程越长,病情越重,对生长发育的影响越明显。

抗哮喘药物是否影响儿童的生长发育也是一个重要的问题,其中糖皮质激素最令人关注。其实,糖皮质激素吸入肺部后发挥的是局部作用,在相同效应的情况下,控制支气管哮喘发作所需的剂量是全身性糖皮质激素的 1/50~1/200,而且 70%~95% 的糖皮质激素经肝脏代谢后可排出体外,不进入血液循环。因此,吸入糖皮质激素对患儿生长发育的影响是很有限的,但需要注意吸入后洗脸、漱口,这样可以很好地预防局部的副作用。

13. 哮喘会影响孩子的智力以及社会生活能力吗?

哮喘是儿科常见的慢性呼吸系统疾病之一,是由遗传、呼吸道感染、特应性体质、环境污染和其他因素共同作用引发的心身疾病,因而引起了医师及家长对孩子智力与社会生活能力的重视。哮喘本身对患儿的智力没有影响,但是重度哮喘及哮喘控制不佳时往往会导致患儿间歇性缺氧和睡眠障碍,进一步影响患儿注意力、智力、记忆力及执行力等。研究发现,部分哮喘儿童的社会适应能力会降低,出现过分依赖家长、生活自理能力差、与人交往能力差等表现。哮喘儿童表现出社会生活能力降低,可能与下列因素有关:①家长对患儿过度呵护;②患儿对哮喘发作的恐惧、自卑心理;③父母或医护人员缺乏哮喘的正确认识。因此,哮喘患儿需要规范化治疗,积极控制哮喘发作,同时家长也需提高认知、引导能力,尽量减少哮喘对患儿智力发育以及社会生活能力的影响。如果患儿因哮喘控制不佳出现认知功能损伤的临床表现时,医师应在治疗哮喘的同时对患儿的认知功能缺失进行干预。当然,我们在做好哮喘防治工作的同时,也应帮助患儿提高社会适应能力,综合考虑各方面因素的相互作用,进行一体化治疗。

14. 儿童哮喘和成人哮喘有什么不同？

儿童哮喘与成人哮喘主要存在以下不同之处：

（1）诱发因素不同：儿童哮喘多由过敏原接触、呼吸道感染、食物不耐受、运动等多种因素诱发，而成人哮喘发病主要与过敏因素相关。

（2）发病率不同：由于儿童的肺部免疫功能发育尚不完善，儿童哮喘的发病率高于成人。

（3）病死率不同：成人哮喘的病死率高于儿童哮喘。

（4）治疗反应及临床预后不同：60%的哮喘患儿随着规范化治疗及生长发育的逐步完善，哮喘症状也会消失。成人哮喘虽可以通过规范化治疗达到控制，但难以达到临床治愈。

15. 儿童哮喘能自行缓解吗？

儿童哮喘的发作频率确实是随着年龄的增长而不断下降的，到6岁左右时，部分儿童哮喘会缓解。因为儿童哮喘多由于呼吸道感染所诱发，年幼时由于儿童各器官功能均不完善，尤其是免疫功能低下，很容易在受凉后引起呼吸道感染而诱发哮喘；儿童各抗体水平也较低，对外界环境的适应能力较差，在吸入外界抗原性物质如灰尘、花粉、动物皮屑时，在食入异体蛋白如虾、蟹、鱼、蛋、牛奶时，以及受到一些物质的刺激如冷空气、烟雾、油漆、汽油、香水时，均可能诱发哮喘。随着孩子年龄的增长、器官发育的成熟，尤其是免疫功能的增强，对外界环境的适应能力增强，患呼吸道感染的概率大大减少，哮喘急性发作逐渐减少。

但这不意味着哮喘会在孩子长大，发育成熟了就自行消失。临床中有些哮喘患儿确实随着年龄的增大、免疫力的增强，哮喘发作频率减少，甚至不再发作而临床痊愈。有一些家长认为哮喘是儿童时期的"正常现象"，属于儿童成长中的"烦恼"，这种错误观点，使家长容易轻视孩子的病情，导致患儿未及时接受规范治疗，病情加重，反复迁延。虽然儿童哮喘预后确实比成人哮喘要好，但这需要患儿及家长积极配合治疗，只有经过长期规范治疗，孩子的气道结构及肺功能不受到损害，才有可能达到预期的疗效。

⑯ 儿童哮喘可以治愈吗？

由于哮喘发病原因复杂，发病机制尚未完全明了，故至今为止没有根治的药物和手段，但根据病情规范治疗完全可以控制哮喘发作，达到临床治愈的效果。所谓临床治愈指经过治疗后哮喘被控制，症状消失，疾病长时间内趋于稳定，不再反复迁延，不影响患儿的日常生活、学习甚至体育运动，但是这种情况下疾病本身并没有治愈。不过这种状态能明显改善患儿的生存质量，并能防止并发症的发生。

"我们需要更多临床治愈的患者……我的愿望是希望哮喘早期发作即给予积极的干预和治疗。"钟南山院士如是说。哮喘治疗最重要的是配合专科医师长期、正确、系统地治疗，努力寻找过敏原并脱离过敏原，树立战胜疾病的信心，学会自我管理，和医师"并肩作战"，制订一个适合自己的长期管理方案，进行个体化和规范化治疗。只要经过规范化治疗，控制哮喘不发作，维持良好的肺功能，哮喘儿童完全可以拥有和健康儿童一样充满活力的人生。

⑰ 儿童哮喘不发作时要治疗吗？

儿童哮喘不发作时也需要规范治疗。如果不发作就停药或不治疗，这是不对的，这样很容易造成病情反复。哮喘临床分为急性发作期、慢性持续期、临床控制期。哮喘不发作时属于临床控制期，在此期间，尽管哮喘的症状是得到控制，孩子看起来也似乎没有问题，但是其气道慢性炎症及气道高反应性仍长期存在。一旦患儿暴露于过敏原，或者呼吸道细菌、病毒感染等，就可能会诱发哮喘。所以在临床控制期仍需要维持稳定规范的治疗，这样才能有效减少患儿哮喘急性发作次数，防止肺功能损害，改善患儿生活质量。在肺功能长期保持稳定，病情也未反复的情况下，患儿可以在医师指导下规范减量直至停药。

另外，在孩子哮喘不发作期间，家长常常根据患儿自身的某些症状及用药次数，来判断哮喘的病情，擅自调整治疗方案，这样的做法主观成分较多，并不规范，每个人对某一个症状轻重的判断都可能有很大的差异。哮喘患儿应定期到医院监测肺功能，这样才能客观评估哮喘病情严重程度和控制水平，更好地指导临床用药。

18. 哮喘患儿能正常上学并进行体育运动吗?

哮喘患儿经过规范治疗后,症状得到控制,病情稳定后可以正常上学并进行适当的体育活动。正常上学往往避免不了一系列的体育运动,需要明确的是,体育锻炼对于哮喘患儿健康恢复是极其重要的。国内外哮喘指南均将不影响哮喘患儿进行体育锻炼推荐为总体控制哮喘的一个重要判断指标,并指出适当的体育运动不会引发患儿症状加剧等不良反应。同时,病情稳定的患儿进行规律的体育锻炼可以促进肺功能发育,增加肺活量,增强呼吸道的防御能力,加速新陈代谢,提高机体抗病能力,改善患儿对气候改变的适应性,对预防哮喘发作是有利的。

由于哮喘患儿有气道高反应性的特点,进行体育运动前一定要进行热身运动,让呼吸道对环境的温度和湿度有一个逐步适应的过程。值得注意的是,哮喘患儿应避免疲劳性、消耗性的运动,不宜进行快跑、长跑、爬山等剧烈的长时间运动。在学校课程活动中,家长可以和体育老师提前沟通,选择适合孩子的运动。同时家长需要嘱咐孩子在课间活动时不要和同学打闹,避免剧烈奔跑。另外,哮喘患儿也应避免在雾霾天、寒冷的季节,以及花粉飘飞的季节外出运动。

当然,正常上学及体育锻炼均宜在哮喘缓解期进行,发作期或夜间刚刚发作过的哮喘患儿,尽管白天未发作,也不宜上学或参加体育活动,而应充分休息。

19. 影响儿童哮喘预后的因素有哪些?

"预后"在医学上是指根据经验预测疾病发展情况,预测疾病可能的病程和结局,比如疾病康复,某种症状、体征和并发症等其他异常的出现或消失,甚至是死亡。常见的预后可分为预后良好、预后不良等。随着医学知识的普及,病人都很希望通过了解影响预后的因素,加快康复或减轻症状,或是预防疾病的恶化与并发症。

儿童哮喘的预后与发病年龄、病情的严重程度、病程的长短、有无家族遗传病史以及治疗是否及时、规范关系密切。研究发现,初次发病年龄较低、早产、非母乳喂养的哮喘患儿预后较差,但随着年龄的增加,哮喘发作频率也会下降。病情轻、病程短并能够严格遵循医嘱,坚持规范用药的患儿预后相对较好。另外，平时反复呼吸道感染、二手烟暴露、毛屑暴露、不良饮食习惯等多种因素都可能对患儿预后造成不利影响。

20. 儿童哮喘治疗不及时会造成什么后果？

儿童哮喘治疗不及时会造成严重的后果，危害儿童健康，影响患儿生活、学习与生长发育，重症者治疗不及时甚至会死亡。

哮喘急性发作会导致呼吸困难，3岁以下幼儿由于呼吸困难而表现为吞咽困难，常在喂奶、喂水时出现呛奶、呛水或因严重呼吸衰竭咳嗽无力，痰液倒流堵塞气道而出现窒息。3岁以上患儿常因严重哮喘所致的并发症而威胁生命，严重哮喘发作治疗不及时，气道发生痉挛，气体潴留于肺部，肺泡压力增高甚至破裂可造成气胸及纵隔气肿。哮喘重度发作时，由于气道炎症明显，分泌物增多，极易导致肺部感染，而感染又加重哮喘，气道狭窄进一步加重，造成缺氧，甚至二氧化碳潴留，严重者会因过度通气引起体液丢失，出现心律失常和低血容量性休克。治疗不彻底、不规范的患儿，常常会引起发育不良和胸廓畸形，如营养不良、低氧血症、内分泌紊乱等；后期还可能会因肺功能的持续损害，气道结构破坏及重构，最终至成年后发展成慢性阻塞性肺疾病甚至肺源性心脏病。

二、儿童哮喘的病因与发病机制

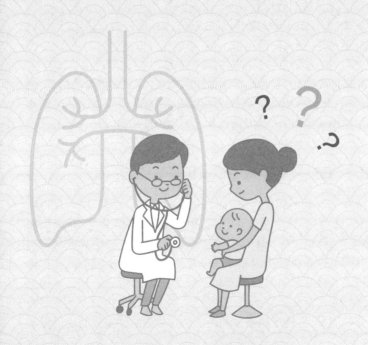

1. 儿童哮喘发病的危险因素有哪些?

部分儿童比其他儿童更易罹患哮喘,这与危险因素的影响有关,儿童哮喘发病的危险因素主要包括:

(1)有过敏史:有相关 Meta 分析表明患儿过敏史是哮喘发病的首要危险因素,孩子发生过敏性疾病提示其有较高的哮喘患病风险。

(2)有家族遗传史:父辈和/或祖辈患有哮喘或其他过敏性疾病(特应性皮炎、变应性鼻炎等)的儿童比其他儿童更容易罹患哮喘。

(3)呼吸道感染:尤其是反复呼吸道感染,包括病毒、细菌、支原体等感染,可引起气道痉挛,导致气道高反应性的发生,从而引发哮喘。

(4)非母乳喂养:主要指长期以奶粉或者牛奶喂养者,长期接触异种蛋白可导致儿童出现肠道过敏反应,从而波及呼吸系统,出现哮喘。

(5)被动吸烟:研究发现,居住在易接触二手烟、三手烟环境的儿童,患哮喘的概率高于其他儿童。

(6)早产儿和剖宫产儿:早产儿各脏器尤其是呼吸道发育欠佳,成长后期发生哮喘的概率也会提高;剖宫产儿未接触母体阴道菌群,体内菌群不稳定,肠道菌群定植不佳,影响免疫系统刺激和发育,导致包含哮喘在内的过敏及喘息性疾病发生率增加。

(7)超重或肥胖:肥胖儿童胸壁脂肪堆积,导致胸壁负荷较大,横膈运动受限,易出现限制性通气功能障碍;亦有研究发现肥胖可能通过影响细胞周期蛋白 D1 基因活性相关蛋白引起哮喘。

2. 儿童哮喘发病的诱发因素有哪些?

儿童哮喘发病的诱发因素具有多样性,呼吸道感染、用药技巧性欠佳、依从性差、过度劳累或运动、接触过敏原、情绪波动、伴随疾病(变应性鼻炎、鼻窦炎等)、其他如接触油烟漆、过食生冷甜食等均为引起儿童哮喘急性发作的诱因。哮喘患儿的年龄和性别不同,或存在合并其他过敏性疾病等情况,其发病的诱发因素也会存在差异。一项上海地区大样本横断面研究显示:呼吸道感染是最常见的诱发儿童哮喘急性发作的因素;男孩接触屋尘和运动诱发哮喘急性发作的比例较女孩更高;年长哮喘儿童(≥6岁)因吸入性因素(如屋尘、花粉等)及运动诱发哮喘急性发作的比例高于年幼儿童(<6岁)。

3. 季节对儿童哮喘的发病有影响吗?

有影响。季节性是儿童哮喘发作的特征之一,儿童哮喘常在春季和秋冬季或换季时发作或加重。秋季空气干燥,尘螨、粉尘等密度相对大;冬季气候变化快,昼夜温差较大,且较为寒冷,空气总悬浮颗粒物浓度增加,患儿易吸入冷空气和空气悬浮颗粒物,而此时期又是流行性感冒的多发时期,易引起呼吸道感染,这些因素均可诱发哮喘。冬去春来,气候由寒转暖,昼夜温差大,时有寒冷空气刺激,空气中花粉等过敏原、各种病原体的含量和流动亦明显增多,易诱发哮喘。同时,春季室外活动和运动相应增多,存在超量运动的可能性,吸入过敏原、感染病原体的数量相应增加,概率相应提高,哮喘就更容易发作。

4. 气候变化对儿童哮喘的发病有影响吗?

有影响。哮喘患儿对温度、湿度、气压等气候变化极为敏感,而且适应能力弱,气候的突然变化会对哮喘患儿造成刺激,可能诱发哮喘。另外气温降低易引起上呼吸道感染,亦会诱发哮喘。中医认为,哮喘的发作与六淫邪气密切相关,所谓的六淫邪气指的是自然界正常的六气(风、寒、暑、湿、燥、火)发生太过或不及,或非其时而有其气,比如冬天该冷反暖,春天当暖反冷,人体就很容易生病,特别是哮喘患儿。《素问·玉机真藏论》亦指出"是故风者百病之长也,今风寒客于人……病入舍于肺,名曰肺痹,发咳上气",更进一步详细说明了六淫致哮的机理。肺为娇脏,且小儿肺常不足,气候变化较为剧烈时,六淫邪气更易侵袭机体,损伤肺脏,从而诱发哮喘。

5. 感染与儿童哮喘的发病有什么关系?

感染可增加儿童哮喘发生与发作的概率,尤其是急性呼吸道感染,被认为是儿童哮喘发作的重要诱因。呼吸道感染可损伤呼吸道上皮,破坏其完整性,还会诱发机体产生特异性IgE(一种跟过敏密切相关的免疫球蛋白,与过敏反应的发生具有正向关联),增加其对过敏原的敏感性,产生多种炎性介质,导致气道高反应性,诱发哮喘急性发作。同时,儿童呼吸系统尚未发育成熟,较成年人更易遭受各种病原体感染,反复呼吸道感染会造成气道过敏性炎症,增加气道敏感性,最终引起哮喘的发生发展。

6. 环境与儿童哮喘的发病有相关性吗?

有相关性。环境中的各种刺激因素可导致哮喘的发生和急性发作。多项关于居住环境对哮喘发病影响的国内外研究显示:居住地位置为城市中心或临近交通主干道附近者,罹患哮喘的风险较居住地位置为郊区农村或远离交通主干道者更高,并且频繁地暴露于重度交通污染物中可以使哮喘患儿发病的严重程度增加;有吸烟或被动吸烟史的人群患哮喘的概率是无吸烟或被动吸烟史人群的数倍,这可能与烟草烟雾可直接刺激呼吸道并短时间内破坏气道黏膜,诱使气道出现高反应性,气道分泌物增加,支气管痉挛等有关;棉麻类窗帘厚重致密、不透气、难以清洗,易导致微生物如真菌、尘螨的大量繁殖,可增加哮喘患病风险及哮喘急性发作的概率,而天然材料的家居用品相较于化学处理过的家具用品而言,刺激性的化学品更少,可避免化学品刺激呼吸道黏膜,能减少哮喘的复发;家中有饲养宠物、有较多毛绒玩具者患哮喘的概率更高,可能是因为宠物及毛绒玩具的毛发更容易导致螨虫滋生,产生大量的过敏原碎片。

7. 过敏与儿童哮喘的发病有什么关系?

过敏与儿童哮喘发病关系密切。哮喘作为一种异质性疾病,具有不同的临床表型,过敏性哮喘即是其中一个重要表型,占成人哮喘的50%以上,在儿童哮喘中占比更是高达70%~90%。所以,过敏是儿童哮喘发病的一个重要危险因素。过敏体质儿童比普通儿童更易患上哮喘,这可能与免疫功能紊乱是哮喘发病的重要机制之一有关。另一方面,过敏还是儿童哮喘急性发作的一个重要诱因,哮喘患儿气道具有高反应性的特征,对各种刺激呈现高度敏感状态,接触或进食过敏原可诱发哮喘急性发作,严重时可危及患儿生命。

8. 易诱发儿童哮喘的常见吸入性及食入性过敏原有哪些？

儿童哮喘的发生与过敏原暴露密切相关，而过敏原种类繁多且无处不在。易诱发儿童哮喘的常见吸入性过敏原有：尘螨、花粉、霉菌、混合真菌、昆虫、猫狗毛及皮屑等。易诱发儿童哮喘的常见食入性过敏原有：牛奶、鸡蛋、小麦面粉、海虾、海蟹、坚果、牛肉、羊肉等。多项大样本临床试验结果显示，鸡蛋、牛奶、小麦面粉、海虾、海蟹等是食入性过敏原单项阳性率较高者，吸入性过敏原阳性率较高者为屋尘螨、粉尘螨、花粉等，且不同性别、年龄的儿童过敏原阳性率存在差异。随着年龄的增加，吸入性过敏原的总阳性率呈上升趋势，这可能与随着患儿年龄的增长，户外活动增加，接触过敏原的机会增多有关；食入性过敏原在 1 岁以内阳性检出率最高，这可能与婴幼儿消化道黏膜屏障功能尚未完全建立、分泌型 IgA（即 sIgA，一种免疫球蛋白，具有抵御细菌、病毒、寄生虫等侵袭的保护作用）的水平相对较低有关。不同过敏原在不同季节间的阳性率亦存在差异，这可能与不同过敏原的自身特性及环境气候差异有关。

9. 哮喘患儿家中可以饲养宠物吗？

关于哮喘患儿家中是否可以饲养宠物一直存在争议，各种研究众说纷纭。一方面，现已普遍认识到宠物身上携带有大量过敏原碎片，接触宠物的毛发皮屑易引发过敏反应，导致患儿哮喘急性发作；同时宠物大多毛发厚重，不及时清洁极易滋生螨虫等病原微生物，引发哮喘患儿机体免疫反应，从而诱发哮喘。另一方面，也有专家认为早期接触宠物反而能降低儿童以后对宠物相关过敏原的过敏，但此观点尚缺乏科学依据，如这种免疫耐受的建立是否存在年龄限制，需要暴露于多高的浓度等问题，都还未经进一步的研究证实。总之，根据现有认知，我们并不建议家长在孩子婴幼儿期彻底避免或专门饲养宠物用于儿童哮喘的预防，而应根据孩子对宠物的反应采取相应的措施。

10. 婴幼儿期的喂养方式是否与儿童哮喘的发病有关?

婴幼儿期的喂养方式与儿童哮喘的发病有关。大量研究发现,母乳喂养尤其是出生后纯母乳喂养≥6个月对儿童具有显著保护作用,可降低儿童哮喘的发病率。原因可能是母乳中含有大量巨噬细胞和抗呼吸道感染的分泌型IgA(sIgA)抗体等保护性免疫因子,其可以保护呼吸道黏膜免受病原微生物的破坏,抑制呼吸道病毒活力,提高婴幼儿抵抗呼吸道感染的能力;同时母乳还包含大量长链脂肪酸及难消化的寡糖类物质等,可促进宝宝肠道益生菌的定植,辅助食物蛋白吸收,阻止大分子物质吸收,预防过敏体质的形成,减少过敏反应的发生。另一方面,母乳喂养可极大地减少因过早食用婴儿配方奶粉或牛乳等异种蛋白而发生机体变态反应的机会,从而降低儿童哮喘的发生风险。

11. 肥胖与儿童哮喘有什么关系?

肥胖确实会增加哮喘患者急性发作的风险,这一点目前已经得到了证实,且儿童时期的肥胖与哮喘的发病率和严重程度密切相关。也就是说,肥胖的孩子发生哮喘的概率更大,哮喘的孩子如果肥胖,其发病情况也会更严重。研究发现,在美国每年有25万例新发哮喘病例可能同肥胖有关,并且通常这类患者临床症状更严重,发作更频繁,生活质量下降更明显,对治疗药物的反应更差。国内一项Meta分析结果显示,高脂饮食较非高脂饮食儿童患哮喘的风险可增加78%,反复喘息的风险会增加33%。

为什么肥胖会更容易引发哮喘呢? 早在2014年,全球哮喘防治创议(GINA)便提出"肥胖型哮喘"这一哮喘表型,已有研究证实,肥胖型哮喘患者的症状控制不理想、生活质量下降、对常规哮喘治疗药物反应差、住院风险升高与他们的气道环境差、全身炎症反应、脂肪组织积蓄、机体一氧化氮水平高、运动减重不理想等多方面因素有关。研究表明,脂肪组织可在肥胖者的气道中蓄积,脂肪堆积可能会影响气道的正常结构,阻塞气道,导致肺部炎症。另外有研究表示,超重及肥胖者的腹腔、膈肌、胸壁等部位有大量脂肪沉积,可引起膈肌位置上移,胸廓扩张度和肺顺应性下降,导致气道阻力升高,肺容积减少,肺功能下降,进而导致或加重哮喘和其他呼吸道疾病。

随着人民生活水平的提高,饮食结构的改变,目前青少年超重、肥胖问题日益突出,哮喘的发病率可能还会持续升高,这些都是值得医师和家长重视的问题。

12. 被动吸烟会诱发或加重儿童哮喘吗?

被动吸烟又称为间接吸烟,是指不吸烟者暴露在吸烟者所造成的烟气环境中,被迫吸入环境烟草烟气的过程。比如,吸入吸烟者呼出的烟雾以及接触吸烟者身上烟草残留物。流行病学研究表明,被动吸烟与儿童哮喘发作密切相关,70%~90% 的儿童哮喘是由被动吸烟及空气污染引发的。父母吸烟的孩子比父母不吸烟的孩子更容易患哮喘。研究还显示,孕妇妊娠期间被动吸烟,会导致胎儿在母体宫内过早暴露于烟雾,严重影响胎儿呼吸系统和免疫系统的发育,降低胎儿的免疫能力,增加气道高反应性,加速肺纤维化,增加孩子出生后出现反复喘息的风险。这些孩子 6 岁以后仍存在发生喘息的风险,导致儿童哮喘的发生,这种风险随被动吸烟量增加而相应增加。

被动吸烟之所以会诱发哮喘,是因为烟草燃烧所产生的有害物质,比如尼古丁、焦油等,可以成为致敏原和刺激物,被儿童吸入后能直接损伤其支气管黏膜的纤毛上皮细胞,病原体乘虚而入,导致气道炎症,更容易发生喘息性疾病、病毒感染和肺炎。因此,向父母和患儿宣传被动吸烟的危害,争取家庭合作,减少患儿被动吸烟是非常必要的。

13. 为什么运动后容易诱发哮喘?

剧烈运动后容易诱发哮喘,原因可能在于剧烈运动过程伴随呼吸通气量显著增加,热能从气道黏膜快速转移至呼吸气流中,造成气道在运动后出现冷却现象,引起支气管血管收缩;运动过程结束后,由于气道内快速复温,可引起气道黏膜充血、血管通透性增加,出现气道水肿、狭窄,引起气流受限和哮喘发作。此外,运动时通气量显著增加,引起气道黏膜表面水分快速蒸发,形成高渗透压状态,进而刺激肥大细胞脱颗粒,以及包括嗜酸性粒细胞在内的多种细胞释放炎症介质,引起气道平滑肌的收缩和气道的狭窄,也是运动后容易诱发哮喘的重要原因。

了解到剧烈运动容易诱发哮喘,部分家长又开始担心运动会加重哮喘,不让孩子上体育课了。本书前面已经讲过,适当的体育锻炼对于哮喘患儿健康的恢复是非常重要且有益的。只是应注意避免疲劳性、消耗性的运动,患儿在体育运动前一定要进行热身运动,让呼吸道有个逐步适应的过程,从而降低哮喘发作的概率。

14. 心理、精神因素与儿童哮喘有什么关系?

全球呼吸疾病学界已公认哮喘是呼吸系统中典型的心身疾病之一,其发生发展受患者个人情绪、心理状况、外界环境、社会活动等多种复杂因素的影响。哮喘与心理因素存在相关性已得到了大量研究证实。哮喘儿童存在明显的情绪障碍,其可能的原因有:

(1)哮喘疾病本身对儿童的影响:由于哮喘长期反复发作的慢性病特征,患儿长期忍受身体的不适,导致其在身体出现任何症状和变化时极其敏感,并为此感到焦虑,产生情绪起伏;同时,家长对于哮喘患儿给予过度关心、保护,甚至表现出过度焦虑,对其日常饮食、学习运动、社交活动均提出特殊要求,也会加重患儿焦虑、抑郁情绪。

(2)长期药物治疗:在哮喘的长期药物治疗过程中,不规范用药(如不规范使用皮质类固醇药物、白三烯调节剂),以及患儿与家长对哮喘长期用药副作用的担忧等,可能为患儿带来不良的心理反应。

(3)疾病对家长心理的影响:研究表明,慢性病患儿的父母表现出更严重的焦虑和抑郁,这会对患儿的社会心理功能带来明显的负面影响。

(4)机体免疫状态和遗传背景的影响:研究发现,哮喘发作的免疫过程本身,以及脑血流动力学和氧代谢紊乱所带来的情绪异常,均可能导致患儿出现不同程度的情绪障碍。

0~14岁的孩子正处在身心发育的重要时期,多数孩子不善于表达,情绪容易敏感,所以医师和家长要给予哮喘患儿适当的关注与耐心。

15. 药物与儿童哮喘的发病有什么关系?

部分药物可诱发或加重儿童哮喘。由药物原因导致的哮喘发作或加重统称为药物性哮喘。这种哮喘有一个明显的特征,就是先接触药物,后出现哮喘发作。常见的可引起哮喘发作的药物主要有以下4类:

(1)具有抗原性的药物:如蛋白质类过敏原皮试药物、花粉脱敏剂、疫苗、部分抗生素等。

(2)直接释放介质的药物:用于支气管激发试验的组胺、静脉麻醉剂、肌肉松弛药、造影剂等。

(3)改变介质合成的药物:如阿司匹林、索米痛片(去痛片)、氯苯那敏、吲哚美辛片、布洛芬等。

(4)影响神经递质的药物:拟交感神经药物、胆碱酯类药物、β受体阻滞剂。但是否诱发哮喘,也是因人而异。

近年来,基于"卫生假说"探讨"生命早期抗菌药物的使用"与"儿童哮喘"之间因果关系的报道相继出现,多项回顾性研究表明两者存在正相关关系。一项 Meta 分析结果显示,1 岁以内抗菌药物的使用增加了儿童哮喘的风险,且 1 年内使用抗菌药物>4 次与使用 0~1 次相比,哮喘风险增加。这说明抗菌药物的滥用也与哮喘发病有关。

16. 目前研究表明儿童哮喘的发病机制有哪些?

哮喘的发病机制非常复杂,至今尚未完全阐明。在 20 世纪 50 年代,学界曾认为哮喘是一种气道平滑肌功能异常性疾病,到了 20 世纪 80 年代后,又提出哮喘的本质是气道慢性炎症和气道高反应性。近 10 年来,随着分子生物学、免疫学、遗传学、细胞生物学等学科的发展与实验技术的广泛应用,哮喘发病机制的相关研究已取得很大进展。目前与哮喘发病有关的机制主要包括气道炎症学说、免疫与变态反应学说、气道神经调节机制和遗传与易感基因等。

17. 为什么说哮喘是一种气道慢性炎症性疾病?

哮喘是一种气道慢性炎症性疾病。这种气道慢性炎症性变化大多数是 I 型变态反应的结果。哮喘反应中肥大细胞发生脱颗粒释放出一批炎性介质,同时还释放出各种炎性细胞的趋化因子,把大量成群的炎性细胞(包括嗜酸性粒细胞、巨噬细胞、淋巴细胞和中性粒细胞等)吸引到气道黏膜周围,从而形成慢性持续性炎症。气道炎症是哮喘患儿气道内的主要病理改变,是导致气道高反应性和气道狭窄的主要原因。气道内炎症可以进一步导致气道黏膜充血、水肿,分泌物增多和平滑肌痉挛,从而出现喘息、咳嗽、痰鸣等症状。患儿一次哮喘发作后,无论病情轻重,还是相隔很长时间(数月甚至数年)不发作,其气道均存在不同程度的炎症反应。因此治疗哮喘强调对气道炎症的治疗,只有控制了哮喘患儿的气道炎症,才能维持其气道功能的稳定,使哮喘不发作,达到临床治愈。这种炎症不同于气道的感染性炎症,而是变态反应性(过敏性)炎症,多由吸入过敏原引起,切勿擅自服用抗生素来"消炎"。

18. 什么是气道高反应性?

首先了解一下什么是气道反应性。气道反应性(airway responsiveness,AR)是指气管和支气管对各种物理和化学因素、药物、过敏原、运动等刺激因素引起的气道一定阻力变化的反应,这是正常人的反应,一般反应强度较微弱。气道高反应性(airway hyperresponsiveness,AHR)是指某些个体在少量吸入或接触上述刺激物或过敏原后,引起气道强烈的反应,如支气管平滑肌发生异常性的过度收缩及分泌物明显增加,导致气道的管腔狭窄和气道阻力的明显增加。目前认为,炎症是导致气道高反应性最重要的机制之一。当气道在受到过敏原或其他刺激后,由于炎症介质的释放和炎症细胞的浸润、气道上皮和上皮内神经的损害等而导致气道高反应性的发生。

19. 气道高反应性与哮喘有何关联?

目前普遍认为,哮喘是一种气道慢性炎症,以可逆性的呼气气流受限和气道高反应性为特征。气道炎症是气道高反应性的病理基础,而气道高反应性是哮喘的主要病理生理特征。在哮喘的发生、发展过程中,气道过敏性炎症持续存在,支气管内膜上皮受到广泛损害,上皮组织内的感觉神经末梢暴露,对外界刺激更加敏感,形成气道高反应性。但应注意的是,存在气道高反应性者并非都是哮喘,即气道高反应性并不具有特异性,其他疾病也可以出现气道高反应性,比如部分慢性阻塞性肺疾病、毛细支气管炎、嗜酸性粒细胞性支气管炎、变应性鼻炎以及长期吸烟、接触臭氧、病毒性上呼吸道感染等。因此,存在气道高反应性并不能确诊为哮喘,需要结合临床症状来判断。

20. 什么是气道重塑?

气道重塑,顾名思义就是气道结构的重新再生。气道重塑是呼吸道疾病共同的病理特征,气道平滑肌细胞的增生、气道平滑肌表型的转变、气道基底膜的增生、炎症时气道黏膜的破坏和上皮脱落,导致的上皮下纤维化增殖、胶原沉积等均可以引起气道管壁的增厚、管腔直径变小,从而导致气道重建。气道的重塑是诱发气道高反应性和哮喘慢性化的主要原因。从中医角度看气道重塑,其与哮喘之夙根相关,"夙根"指的是风、痰、瘀等长时间留滞于体内,胶固、沉积于气道,改变气道生理功能,形成病理状态,导致机体组织环境的紊乱。

21. 中医哮喘病名产生的历史沿革?

中国古代早在《黄帝内经》中就有关于哮病症状记载,如"喘喝""喘鸣""上气""喘呼"等。东汉时期医学大家张机(字仲景)在《伤寒论》中用"喘家"一词概括了哮喘患者,他所著《金匮要略》中的"咳而上气""吼中水鸡声",亦描述了哮喘发作时的典型临床特征。隋代巢元方《诸病源候论》称本病为"呷嗽",此后尚有"哮吼""吼喘"等形象称谓。南宋王执中在《针灸资生经》首次提及"哮喘"病名,元代朱丹溪在《丹溪心法》一书中将哮喘作为专篇进行论述。明代虞抟在《医学正传》中进一步对哮与喘做了明确的区别,指出"哮以声响名,喘以气息言",之后大部分医学著作均将哮与喘分别论述。后代医家鉴于哮必兼喘,一般通称为"哮喘"。

22. 中医如何认识儿童哮喘的病因病机?

《症因脉治·哮病论》云:"哮病之因,痰饮留伏,结成窠臼,潜伏于内,偶有七情之犯,饮食之伤,或外有时令之风寒,束其肌表,则哮喘之症作矣。"《婴童百问·喘急第五十六问》说:"小儿有因惊暴触心,肺气虚发喘者,有伤寒肺气壅盛发喘者,有感风咳嗽肺虚发喘者,有因食咸酸伤肺气发虚痰作喘者,有食热物毒物,冒触三焦,肺肝气逆作喘者。"《景岳全书·喘促》云:"喘有夙根,遇寒即发,或遇劳即发者,亦名哮喘。"临床上确实有不少患儿因为受凉、运动、过量食甜、过量食盐等诱发哮喘。中医认为,哮喘的病变脏腑主要在肺、脾、肾,主要病理因素为伏痰。小儿属稚阴稚阳之体,有肺、脾、肾三脏不足的生理特点,故有肺娇易病、脾弱易伤、肾虚易损的病理特点。肺为娇脏,外邪侵袭,必先伤肺;脾常不足,易为饮食所伤,若饮食不节,过食肥甘厚味,积热蕴痰,宿疾伏肺,肺失清肃,致小儿咳喘缠绵。此外,肝主疏泄,若小儿因情绪急躁、抑郁等因素导致肝气郁结,肝失疏泄,津液不布,凝液为痰,上阻气道。《证治汇补》将哮喘的病机归纳为"因内有壅塞之气,外有非时之感,膈有胶固之痰……发为哮病",最为精辟。痰饮久伏,遇诱因而发,则痰随气升,气因痰阻,相互搏结,阻塞气道,宣降失职,肾不纳气,进而出现呼吸困难,气息喘促。肺气上逆则哮鸣有声,喘息、咳嗽频作,呈现阵发性、痉挛性的特点,时作时止,病情反复;喉间哮鸣,痰液不能得以清肃,留滞气道,气急而堵;肺气壅塞,气机郁闭,胸闷不舒。

23. 中医对哮喘病因病机的理解主要有哪些学说?

哮喘病因病机复杂,中医对此论述颇多,普遍认为哮喘的病因主要在于肺脾肾三脏不足,内有痰饮留伏,成为哮喘反复发作的夙根,复加外感异气、情志过极、劳倦内伤、饮食不当等诱发因素,引起痰阻气道、肺失肃降、痰气搏结、气道挛急,发为哮喘。主要学说包括痰饮致哮说、饮食致哮说、瘀血致哮说、伏风致哮说、湿邪致哮说、脏器亏虚致哮说。

24. 如何理解"痰饮致哮说"?

痰饮致哮学说的代表医家首推医圣张仲景,如《金匮要略·痰饮咳嗽病脉证并治》曰:"膈上病痰,满喘咳吐,发则寒热,背痛腰疼,目泣自出,其人阵阵身眴剧,必有伏饮。"巢元方在《诸病源候论》对痰饮可导致哮喘机理进行了较为详细的论述:"肺病令人上气,兼胸膈痰满,气行壅滞,喘息不调,致咽喉有声,如水鸡之鸣也。"朱丹溪明确提出"哮专主乎痰"。各位医家对哮喘痰饮的认识分为两方面:一为有形之痰,作为一种病理产物,阻碍于气道,痰为气阻,气为痰壅,哮喘发作时,其特征表现为喉中痰鸣,将痰嗽出后,喉鸣可减轻或消失;二为无形之痰,作为哮喘发作的一种内在因素,也是伏痰的重要表现形式,主要体现在肺气易于逆乱,气道易被阻塞,类似于西医学中的"气道慢性炎症""气道高反应性",具有典型的易被"触发"的特点。

致哮之痰又有寒热之分,即寒痰、热痰。痰饮停留的位置也有不同,如痰饮结于喉间,指的是有形之痰,作为一种病理产物,阻碍呼吸运动,导致患儿发生喘和哮鸣,此为病之标。痰饮留置于肺窍、肺络、肺膜、膈、胃,则多属无形之痰,在哮喘不发作时多无明显的临床表现,而作为一种潜在的致病因素蓄于体内,成为致病之本。

25. 如何理解"饮食致哮说"?

饮食致哮说认为过食肥甘厚味,酸、咸、甜味的食物及饮酒等可导致哮喘的发生,古有"食哮""鱼腥哮""酒哮""咸哮""奶哮"等病名。咸酸厚味等一方面直接刺激气道或触动夙根而诱发哮喘,另一方面又是痰饮形成的病因,饮食不节使脾胃运化、升降功能失常,水液不能正常敷布,停而为饮,继而成痰,痰阻气道,发为哮喘。饮食致哮与现代所说的食物过敏导致哮喘具有相似之处,研究表明,哮喘急性发作期即出现肠道菌群失调,缓解期肠道菌群也处于紊乱状态。而正常情况下肠道免疫系统不会对食物抗原和肠道固有细菌发生免疫反应,若肠道正常菌群明显改变,则会导致肠道屏障的第一道防线被削弱,食物抗原经上皮转运明显加强,最终导致食物过敏的发生。抗原和细菌会引起一系列相关免疫细胞失衡,从而引发哮喘。中医认为,"脾为肺之母",过食肥甘厚味、酸、咸、甜味的食物会影响脾胃的运化功能,影响脾胃散布营养物质至全身,使得肺脏也不能正常发挥其功能,如果又受到其他诱发因素影响,就很容易罹患哮喘。

26. 如何理解"瘀血致哮说"?

肺主宣发肃降,朝百脉、主治节,当肺的上述功能异常时,就会直接或间接导致血瘀,影响肺气宣肃而成哮喘。血液循行失常,停滞于肺内,进一步致气血循行不畅,产生瘀血,瘀血与伏痰搏结阻于肺络,肺气瘀滞,痰气交阻,发为哮喘。

(1)因实致瘀——痰阻气滞:痰饮伏留,遇到外因(感受外邪、接触异物、过食生冷酸咸甘肥鱼腥饮食、活动过度、情绪激动等)诱发,使痰随气升,气因痰阻,相互搏结,痰气交结,肺气闭塞不降,不能贯心脉而行,使心血瘀阻,最终形成气滞血瘀之证。小儿脏腑娇嫩,形气未充,脏气清灵,气机易受各种因素的影响而逆乱。或因平日娇惯,所欲不遂,被情志所伤,或药物异味等因素而致肺气宣肃失常,气机逆乱,肺气壅塞不利,不能布津行血,使血滞痰凝,则肺之通道受阻,最终气滞痰瘀、闭拒气道、搏击有声,发为哮喘。

（2）因虚致瘀——气虚、阴虚、阳虚:若患儿先天禀赋不足,肺气本虚,或肺病反复发作,肺气耗散而致肺气虚损,日久不愈,渐成心肺气虚,气虚则无力推动血液运行,血运不畅,肺络瘀阻而致血瘀。若患儿素体阴亏,肺阴虚损而内生火热,血热壅肺,灼炼阴血,使血液流动涩滞、血行不畅、肺络瘀阻而致血瘀。若患儿素体阳虚,或肺系热病,过用寒凉,损及肺阳,致寒邪客于肺脏,影响肺气宣降,使肺气郁闭、血行不畅,肺络瘀阻而致血瘀。肺络瘀阻反过来又影响肺之肃降,使寒痰内生,如此循环,终致痰瘀互结而成哮喘。

现代研究也表明,哮喘患者的血小板黏附率、血液黏稠度以及红细胞压积均有不同程度的增高,血液质地较健康人更为"浓""黏";重症哮喘患儿常见唇甲发绀、舌下脉络紫暗、呼吸困难、面色晦暗等血瘀征象,血瘀日久会导致哮喘迁延不愈,亦符合中医瘀血致病特点。

27. 如何理解"伏风致哮说"?

全国名中医汪受传教授认为,"风"是多种外感、内伤、先天疾病产生的重要病因,在中医儿科发病学上有着重要地位,除传统理论的"外风""内风"外,提出"伏风"概念。伏风所致疾病常见的鼻塞流涕、鼻痒喷嚏、呛咳咽痒、哮鸣气喘、肤起风团、皮肤瘙痒等表现,在当今日益增多的儿童过敏性疾病病因病机中占有突出地位。哮喘发作的病理因素主要在风与痰。风性善行而数变,其致病时,发病迅速,与哮喘突然发作的特点相吻合。此外,风性善动不居,易引动内伏之痰浊,伏痰随风而动,痰气交阻于气道,致患儿气道拘挛,气机升降失调,可见气息喘促、呼吸困难;痰随气升,气因痰阻,痰气相搏,则喉中痰鸣作响。疾病日久,风易与痰胶结,致使风难祛而痰难消、痰难化而风难祛。

28. 如何理解"湿邪致哮说"？

中医所说的湿邪是病理性概念，指水液输布排泄障碍而致湿浊停滞的病理变化，有内外湿之分。哮喘发作时主要是痰阻气道，痰的产生根本源于水液代谢失常，湿与痰、饮均是水液停聚形成的病理产物，有着程度的差异，水聚成湿，湿凝成痰、饮，即湿邪进一步深入可转化为痰饮。湿为水液的根本，既可为有形实邪，也可为无形湿气。无论在哮喘缓解期，还是发作期，"湿"作为重要的病理因素，长期存在。湿邪有重着、黏滞、弥漫等致病特点，病程长，病证变化多样，难以速去，而哮喘的气道炎症也是长期存在的，两者有相似之处。

29. 如何理解"脏器亏虚致哮说"？

肾为脏腑之本，肾之阴阳失调，则各脏之阴阳亦失调，脾失肾阳之温煦，水谷精微不能正常输布，致水湿停聚，酿饮成痰，引发哮喘。脾主运化水液，脾胃虚弱则脾的运化水液功能减退，导致水液在体内停滞，而产生湿、痰、饮等病理产物。痰浊上干于肺，壅阻肺气，亦可成哮病。肺主司呼吸，肺主宣发肃降。肺为娇脏，不耐寒热，肺气亏虚，易被邪侵，若外邪犯肺，未能及时发散，邪蕴于肺，壅阻肺气，气不布津，聚液生痰，肺气失于宣降，而出现喘、咳等肺气上逆之证。脏器亏虚与人的免疫功能低下具有一定相关性，人的免疫功能和国家的国防军事力量一样，如果免疫功能差，就抵御不了外来病邪的侵入，统摄不了各脏腑，大量临床研究表明，温阳益肾法能够增强机体免疫力而降低呼吸系统发病率。"肾"为水火之脏，藏真阴而寓元阳。肾阴，为人体阴气之根；肾阳，为人体阳气之源，故而人体的"阴平阳秘"有赖于肾阴肾阳平调。肾阳不足，则全身阳气化生乏源，脾失肾阳之温煦致水湿停聚，伏痰内生，机体无以化气御外，易感致病邪气，引动伏痰，发为哮喘。

30. 如何理解哮喘"夙根"？

明代著名医学家张景岳认为哮有"夙根"，即"宿根"，"夙"与"宿"都有"平素""一向"的意思，两者在此处含义相同。"夙根"可以理解为哮喘患者体内存在哮病病根,当遇过敏原、寒冷、劳累或饮食不调等诱发因素即易发病。后世医家多认为夙根为"痰",痰饮内伏,结成窠臼,潜伏于内,为哮喘"夙根"所在。痰的来源,是在素体偏盛、偏虚,脏腑阴阳失调的基础上,又加上气候、饮食、情志、劳累等因素,导致津液的运行不畅,肺不能布散津液,脾不能输化水精,肾不能蒸化水液,最终由津液凝聚而成。若痰伏藏于肺,则可成为哮喘的潜在病理因素。所以,哮喘"夙根"论的实质,主要是指脏腑阴阳失调,肺脾肾对津液的运化失常。这一认识较夙根为"痰"的认识更为宽泛,也更为贴切,与西医学所称"变态反应体质""变态反应性"相类似,具有这种体质的人,或因外源(如花粉、鱼虾、鸡蛋等),或因内源(体内感染病灶)引起变态反应,一旦再次接触"变态反应原",则易导致变态反应而发病。

31. 哮喘与"发物"有关吗?

"发物"是中医的概念。顾名思义,指的是诱发之物。中医认为,能吃进肚子里的东西都具有"性"和"味"两种基本特性,在"性"的范畴里,发散和收敛是两种较为普遍的性质,其中具备较强发散性的东西就叫"发物"。较强的发散性主要为能让脏腑功能表现出亢进态势,刺激支气管,使气道收缩,则胸闷、气喘,甚至出现喉中哮鸣音,发为哮喘。常见的发物有气味辛辣的姜、葱、八角,富含蛋白质的海鲜、鱼类、牛肉、羊肉,能激发脏腑功能的人参、灵芝、肉苁蓉等。因不同的人具有不同的体质,"发物"也不可一概而论,临床上需因人而异,具体饮食宜忌可咨询中医医师。

32. 中医治疗儿童哮喘有哪些常用药物?

(1)发作期:

寒性哮喘常用药:麻黄、桂枝、细辛、干姜、半夏、白芍、五味子、白芥子、紫苏子、莱菔子。热性哮喘常用药:麻黄、苦杏仁、石膏、前胡、黄芩、紫苏子、葶苈子、桑白皮、射干。外寒内热证常用药:麻黄、细辛、五味子、半夏、苦杏仁、石膏、黄芩、甘草、紫苏子、紫菀。

(2)迁延期:

气虚痰恋证常用药:人参、白术、茯苓、五味子、陈皮、麻黄、细辛、紫菀、款冬花、半夏、甘草。肾虚痰恋证常用药：偏于上实者用紫苏子、紫苏叶、半夏、厚朴、当归、肉桂、生姜、大枣、甘草；偏于下虚者用山药、山茱萸、熟地黄、牡丹皮、茯苓、五味子、麻黄、细辛、紫菀、附子。

（3）缓解期：

肺脾气虚证常用药：人参、五味子、茯苓、白术、甘草、黄芪、防风、半夏、橘红。脾肾阳虚证常用药：附子、肉桂、熟地黄、淫羊藿、山茱萸、白术、山药、茯苓、五味子。肺肾阴虚证常用药：麦冬、北沙参、百合、山茱萸、熟地黄、枸杞子、山药、紫河车、五味子。

需要注意的是，选用这些药物需要专业的医师进行辨证处方。

33. 中医治疗儿童哮喘有哪些经典药对？

中医治疗儿童哮喘有诸多经典药对，如麻黄—杏仁、麻黄—石膏、乌梅—防风、紫苏子—葶苈子、紫菀—款冬花、瓜蒌—川贝母、黄芪—党参、芍药—甘草等。

（1）麻黄—苦杏仁：麻黄轻清上浮，而兼辛温之性，专舒肺郁，善宣肺去实，为发表第一要药。配伍苦杏仁之降逆，一升一降，一刚一柔，畅调肺气，止咳平喘。研究表明，麻黄、苦杏仁药对的主要有效成分为麻黄碱、伪麻黄碱和苦杏仁苷，可双向调节气管的收缩和舒张，增加白细胞介素-2（IL-2）水平，肿瘤坏死因子-α（TNF-α）、白细胞介素-4（IL-4）水平，从而发挥止咳平喘的功效。

（2）麻黄—石膏：麻黄配石膏宣散郁热。石膏辛寒清气，尤善解肌，专入肺胃，为止渴除烦之要药。与麻黄配伍，去性存用，宣肺而不助火，清热而不凝滞，一宣一清，使入里之热得解，肺宣降有常。

（3）乌梅—防风：防风味辛、甘，性微温，入膀胱、肝、脾经，长于祛风解表；乌梅味酸、涩，性平，归肝、脾、肺、大肠经，长于敛肺收涩，二者相合具有祛风解痉、敛肺生津的功效，常用于治疗哮喘。现代研究表明乌梅—防风药对可显著抑制支气管平滑肌增殖和迁移，从而影响气道重塑。

（4）紫苏子—葶苈子：紫苏子味辛，性温，归肺、大肠经，有降气化痰、止咳平喘之功，可用于治疗痰壅气逆，喘咳胸闷等症。葶苈子味苦辛，性大寒，归肺、膀胱经，有泻肺平喘之功，为治疗肺中痰饮之要药。哮喘出现痰涎壅盛，喘咳上气，胸膈满闷等症时常将二者配伍，二者寒温互制，协同增效，共奏泻肺化痰，止咳平喘之功。

（5）紫菀—款冬花：紫菀辛温润肺，化痰下气，其性辛而不燥，润而不寒。款冬花与其性味功效相似，尤善止咳，而紫菀重在祛痰。两者均为辛苦温润之品，不热不燥，药性平和，无论起病新旧、内伤外感、有痰无痰、寒热虚实均可用之。

（6）瓜蒌—川贝母：瓜蒌味甘微苦，性寒，归肺、胃、大肠经，有清热化痰之功，可用于治疗热邪伤肺，咳吐黄痰，质黏难咳等症。川贝母味苦甘，性寒，归肺、心经，有清热化痰、润肺止咳之功，用于治疗燥痰、热痰、咳痰不爽，涩而难出等症。哮喘出现咳痰不利，痰少质黏或干咳无痰，咽喉干燥等症时常将二者配伍，二者一清一润，皆发挥开散之性，相须为用能增加清热化痰散结之功。

（7）黄芪—党参：黄芪味甘，性微温，归脾、肺经，有补肺益气，益卫固表之功，可用于治疗肺气虚弱、表虚自汗、气虚外感等证。党参味甘，性平，归脾、肺经，有补益肺气之功，用于治疗肺气虚弱所致的咳嗽气促，语声低弱等症。哮喘出现气短声低，痰白质稀，自汗恶风，倦怠乏力等症时，常将二者配伍。黄芪偏于阳而实表，党参偏于阴而补中，二者相须为用，一表一里，一阴一阳，增强了扶正补气之功。

（8）白芍—甘草：白芍味酸性寒，与甘缓之甘草合用，酸甘化阴，可缓解肺脏气道挛急之咳喘。研究表明，芍药甘草汤对气管平滑肌有松弛作用，并可明显抑制血清白细胞介素-4（IL-4）、白细胞介素-6（IL-6）及免疫球蛋白E（IgE）水平，发挥止咳平喘作用。

34. 中医治疗儿童哮喘有哪些经典方剂？

中医治疗儿童哮喘的经典方剂有：麻黄杏仁甘草石膏汤、小青龙汤、大青龙汤、苏子降气汤、人参五味子汤、肾气丸、麦味地黄丸等。

（1）麻黄杏仁甘草石膏汤：出自《伤寒论》，由麻黄、苦杏仁、甘草、石膏组成，辛凉宣泄，清肺平喘，主治热性哮喘证。喘急者，加地龙；痰多者，加胆南星、鲜竹沥；咳甚者，加白前、款冬花；热重者，加栀子、鱼腥草；咽喉红肿者，加板蓝根、玄参；便秘者，加枳实、瓜蒌子、大黄。

（2）小青龙汤：出自《伤寒论》，由麻黄、白芍、细辛、桂枝、干姜、半夏、五味子、炙甘草组成，温肺散寒，涤痰定喘，主治寒性哮喘证。咳嗽甚者，加紫菀、款冬花、旋覆花；哮吼甚者，加射干、地龙、僵蚕。

（3）大青龙汤：出自《伤寒论》，由麻黄、桂枝、甘草、苦杏仁、生姜、大枣、石膏组成，解表清里，降气平喘，主治哮喘外寒内热证。热重者，加栀子;咳喘哮吼甚者,加射干、桑白皮、葶苈子;痰热明显者,加地龙、黛蛤散、鲜竹沥。

(4)苏子降气汤:出自《太平惠民和剂局方》,由紫苏子、半夏、当归、甘草、前胡、厚朴、肉桂组成,祛痰止咳,降气平喘,主治哮喘肾虚痰恋证。形寒肢冷者,加核桃仁、淫羊藿;胃寒腹满者,加厚朴、枳壳;痰多色白、咯吐不绝者,加白果、芡实;咯痰黄稠者,加黄芩、鱼腥草、冬瓜子。

(5)人参五味子汤合玉屏风散:人参五味子汤出自《幼幼集成》,由人参、白术、茯苓、五味子、麦冬、炙甘草组成;玉屏风散出自《究原方》,由防风、黄芪、白术组成;二方合用,补肺固表,健脾益气,主治哮喘肺脾气虚证。汗出甚者,加煅龙骨、煅牡蛎;常有喷嚏流涕者,加辛夷、乌梅、白芍;咽痒者,加蝉蜕、僵蚕;痰多者,加浙贝母;纳谷不香者,加焦六神曲、炒谷芽、焦山楂;腹胀者,加莱菔子、枳壳;便溏者,加山药、白扁豆。

(6)肾气丸:出自《金匮要略》,由熟地黄、山药、山茱萸、泽泻、茯苓、牡丹皮、桂枝、附子组成,健脾温肾,固摄纳气,主治哮喘脾肾阳虚证。虚喘明显者,加蛤蚧、冬虫夏草;咳嗽者,加款冬花、紫菀;夜尿多者,加益智仁、菟丝子、补骨脂。

(7)麦味地黄丸:出自《体仁汇编》,由熟地黄、山萸肉、山药、泽泻、牡丹皮、茯苓、麦冬、五味子组成,补肾敛肺,养阴纳气,主治哮喘肺肾阴虚证。盗汗甚者,加黄柏、知母;呛咳不爽者,加南沙参、款冬花、百部;潮热者,加地骨皮、鳖甲。

35. 中医治疗儿童哮喘有哪些经典治法?

儿童哮喘发作期经典治法有调气法、降气法、治痰法等,迁延期经典治法有宣降肺气、祛风治痰、补脾益肺法,缓解期经典治法有补脾益肺、补肺益肾法等。

36. 如何理解与运用"治痰法"?

哮喘反复发作的根本原因是体内有痰饮留伏,难以根治的原因是伏痰难去。发作时体内的伏痰被引动,痰随气升,气因痰阻,痰气交阻于气道,喉中哮鸣有声,发为哮喘。痰气交阻导致肺气郁遏进一步加重,影响到了肺气的宣发肃降功能,津液得不到敷布,凝而成痰,痰浊壅阻,进一步加重肺气宣发肃降功能失司,肺气逆乱而上,咳、喘、哮不止。"肺为贮痰之器",是伏痰重要的潜藏部位,有形之痰与伏痰均可被引动,相互搏结,阻塞气道,气逆而上,出现咳嗽、哮鸣气喘,呼吸困难,肺部听诊以哮鸣音为主。治疗上可用降气化痰、解痉平喘之法,常用麻黄、苦杏仁宣降肺气以平喘,达到快速缓解症状的目的。迁延期的病机特点为"风痰留恋,正气已虚",此时痰邪逐渐趋于平静,但迟迟不消,便有留伏之兆,治疗重点在于"祛风化痰"。根据伏痰寒热不同,可采用温肺化痰、清热化痰之法,寒痰常用三子养亲汤合二陈汤;热痰常用清气化痰汤。缓解期伏痰渐成无形窠臼,潜伏于脏腑经络,损伤机体,遇触即发,最难根除。伏痰产生的原因为素体肺脾肾不足,治疗的关键在于调补机体,先补脾、后补肾、终补肺,用培本之法来消散"伏痰"。可以说,"治痰"的思想贯穿于中医治疗哮喘的全过程。

37. 如何理解与运用"调气法"?

调气,顾名思义即调理气机,重在调理肺脏的气机。调气法是通过调整气的升降出入异常和补益虚损之气,使小儿气机恢复正常状态的一种治疗方法。调气一词最早见于《素问·至真要大论》:"调气之方,必别阴阳,定其中外,各守其乡。内者内治,外者外治,微者调之,其次平之,盛者夺之,汗者下之,寒热温凉,衰之以属,随其攸利,谨道如法,万举万全,气血正平,长有天命。"随后的医家们对于"痰"和"气"间的密切关系做了进一步研究和精辟论述,如"痰因气滞而聚""善治痰者,不治痰而治气""痰者碍清气升降,滞气而不行""气结则生痰,痰盛则气愈结,故调气必先豁痰"。全国名中医汪受传教授认为哮喘之所以难愈,总以肺气失调为因,继而风痰留伏。故提出发作期治以疏外风、平内风,豁痰畅气;迁延期治以消内伏之风,豁痰调肺之气;缓解期治以补益脏腑之气、兼以疏畅气机。

38. 如何理解与运用"降气法"?

我们认为痰气相搏为儿童哮喘发作期的主要病机,其中肺气上逆、肺气壅塞是关键,降气是解除肺气上逆的重要治法,肺气升降得复,气机壅滞得解,伏痰自然得清,可达到缓解哮鸣气喘之症、平息气道挛急之象的目的。临证降气用药需注意宣降相因、散敛相佐、以和为要;外邪袭肺,气道不利,须辨清寒热;胸膈痰满,气行壅滞,需痰气同治;七情致病,枢机不利,宜肺肝同调。

小儿肺禀不足,苦杏仁苦泄降气,厚朴下气降逆、温化痰湿,款冬花、百部、川贝母润肺下气,紫苏子、旋覆花消痰降气,枇杷叶、桑白皮清热利肺,莱菔子祛痰下气兼醒脾土,车前子质沉下行、性专降泄,五味子酸敛肺气,葶苈子肃肺利水,以上这些药物皆可降气治疗儿童哮喘。对于肺经原有郁热、郁火,痰热郁于体内,又有风寒之邪束于肌表的外寒内热证,临证除见咳嗽哮鸣,兼有恶寒无汗、鼻流清涕、痰黄白相间、尿赤便干等症者,治以降气平喘、止咳化痰,解表清里。自拟降气平哮方,以苦杏仁、紫苏子、莱菔子、车前子降气平喘,麻黄宣肺理气,白芍敛阴缓急解痉平喘,钩藤轻清透邪以祛伏风,黄芩清泻肺热。方中的特色药味车前子降气平喘,利水化痰,为降气化痰之要药;白芍敛阴缓急,解痉平喘,为抗敏解痉之良药;钩藤其气轻清,历代医家多视为小儿的专用药,梁代陶弘景认为钩藤"疗小儿,不入余方",为祛风解痉的代表药。对于忧思等情志失调而诱发的哮喘,发病本在肝、标在肺,须肺肝同调,治以疏肝解郁、宣降肺气,方用柴胡疏肝散加减,佐之宣降肺气之品如白芍、苦杏仁、瓜蒌、薤白等。

39. 如何理解"外有非时之感"?

"外有非时之感"即外邪侵袭人体,这是哮喘发作的最主要诱因。哮病发作与气候变化关系十分密切,肺为娇脏,主皮毛,风寒、风热、暑湿等外邪侵袭首先内合于肺,肺失宣降,"伏痰"遇感引触,痰随气升,气因痰阻,相互搏结,壅塞气道,而致痰鸣如吼,气息喘促,发为此病。此外,花粉、异味、冷热空气、动物皮毛等亦是"非时之感"的范畴,为哮喘发作的常见诱因。

40. 如何理解"内有壅塞之气"?

"内有壅塞之气"即人体气机失调而气机壅滞的病理状态。哮喘发生总以气机上逆、肺气不能肃降为发作之病机,可见气机失调是哮喘发病的根本。肺居上焦,主气,司呼吸,为一身气机之大主。脾胃居于中焦,为气机升降之枢纽。小儿生理上脾常不足,饮食不知节制,稍有饮食不慎就会导致积食停于中焦,困脾滞胃,阻碍脾胃气机升降。肺与中焦经络相连,脾胃升降失司,运化呆滞,生湿成痰,循经贮藏于肺,形成哮喘伏痰之内因。小儿肝常有余,学习压力繁重,加之家长对孩子期望过高,常导致小儿情志失调,肝气郁结。肝气郁结、肝升太过亦是导致哮喘发生发展的重要因素,气郁不解,气逆不降,肺津不布,内风不息,哮喘才会反复发作。故脏腑气机紊乱,终将影响肺气之大主,发为哮喘。

41. 如何理解"膈有胶固之痰"?

"膈有胶固之痰"即潜在伏痰,是哮喘的发病基础。哮喘病理因素以痰为主,痰的产生主要由于肺不能散布津液,脾不能运输津液,肾不能蒸化水液,以致津液凝聚成痰,伏藏于肺,胶结不去,伏痰成为哮喘发病的"夙根"。伏痰一经邪气引动,则痰随气动,聚于肺系,阻塞气道,气机失畅而发为哮喘。现代研究发现,气道黏液高分泌是哮喘的主要病理特点之一,过度的气道黏液分泌易造成气道堵塞,与中医的"伏痰"具有相似之处。

42. 如何理解"哮以声响名,喘以气息言"?

这句话出自《医学正传》,概括了哮病与喘证的鉴别要点,"哮以声响名"是说"哮"为喉中有哮鸣音,"哮"是一种反复发作的疾病;"喘以气息言"是说"喘"为呼吸急促困难,"喘"是多种急、慢性疾病的一个症状。一般而言,哮必兼喘,而喘未必兼哮。儿科以哮居多,哮必兼喘,故称为哮喘。

43. 中医如何认识哮喘发作的时间相关性?

哮喘常在清晨、夜间发作和/或加剧。中医认为,天人相应,人体阴阳之气随自然界阴阳的消长而变化。《素问·生气通天论》言:"故阳气者,一日而主外,平旦人气生,日中而阳气隆,日西而阳气已虚,气门乃闭。"昼为阳,夜为阴,阳气在早晨开始生发,中午最为隆盛,在太阳西下时渐渐潜藏于里。《灵枢·顺气一日分四时》记载:"夫百病者,多以旦慧、昼安、夕加、夜甚……朝则人气始生,病气衰,故旦慧;日中人气长,长则胜邪,故安;夕则人气始衰,邪气始生,故加;夜半人气入脏,邪气独居于身,故甚也。"可见人体之阳气在早晨、中午、黄昏、夜半时存在生、长、收、藏的变化规律,因而疾病也随之出现"旦慧、昼安、夕加、夜甚"的变化。由此可见,疾病一般在白天病情较轻,夜半时加重,临床中哮喘的缓解及加重亦遵循此规律。另一方面,根据子午流注理论,中医将经脉气血循行与十二时辰相配属,认为气血在不同时辰流注不同经络,经脉气血随时辰变化出现盛衰涨落的节律。各脏腑在其所主之时,其经脉气血为盛,过时则逐渐衰减。肺主寅时(凌晨3~5时),经络循行如环无端,每日寅时从肺经开始,依次流注,丑时终于肝经,再复传于肺,流注不已。哮喘多于寅时发作,其发生、发展变化与时辰、肺脏息息相关。经脉循环流注从肺经开始,肺经为机体阳气之开端,故寅时阳始升,阴始衰,此时卫阳较弱,外寒较盛,邪盛正虚,卫阳御邪无力,寒邪乘虚而入引发伏痰,痰浊内蕴,上犯于肺而令咳喘加剧,影响患儿的睡眠,给学习和生活带来极大不便。寅时之后为卯时,为大肠经气血旺盛之时,此时肺经气血渐衰,卫阳渐盛,邪气渐退,咳喘诸症得到缓解。故哮喘患者胸闷、憋喘、咳嗽等症状往往在夜间加重,清晨缓解。

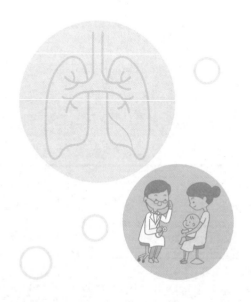

三、儿童哮喘与过敏性疾病

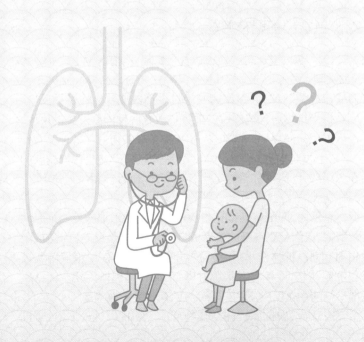

1. 什么是过敏？

在我们的身边随时都可以听到"过敏"这个词,例如有的人一喝牛奶就腹泻或出荨麻疹,又如有的人每逢花粉季节,就患鼻炎或哮喘,大家都称之为花粉过敏。那么,究竟什么是过敏呢？过敏反应也称变态反应,1906 年奥地利儿科医师 Clemens von Pirquet 首先提出了"allergy(过敏)"这一词。当年他观察到应用破伤风抗毒血清治疗破伤风时,多数患者获得了较好的疗效,然而个别的患者再次使用同一血清时,发生了严重的甚至致死的不良反应。于是这位医师认为这一反应可能与机体的反应性发生改变有关,从而提出了"变态反应"这一概念。过敏与变态反应这两个词原是同义词,但过敏一词通俗易懂,常被老百姓所使用,变态反应这一词则常被专业人员所采用。1975 年变态反应(过敏反应)被准确定义为:过敏反应是由不同的免疫机理导致的对机体不利的生理过程。正常的免疫反应对外界的异物(抗原)产生排斥,使机体得到保护,而变态反应(过敏)则是机体对这类抗原物质的过强反应,从而导致组织损伤,产生轻重不等的危害。

2. 过敏的类型有哪些？

根据过敏反应(变态反应)疾病的发生机理,目前医学上将其分为4 种不同的类型。

Ⅰ型变态反应,有时也称作速发型过敏反应或特应性过敏反应。此类反应是指当机体遇到抗原后的数秒钟或数分钟即刻发生的反应,在数小时后可能趋向缓解。例如,人体在被昆虫蜇伤后几秒钟就会作出反应,动物毛发过敏和花粉过敏在几分钟内就有反应,食物过敏的时间则在 30 分钟以内。常见的疾病有荨麻疹、血管神经性水肿、变应性鼻炎和哮喘等。

Ⅱ型变态反应,即细胞毒型变态反应。当吸附于细胞上的抗原性药物或微生物,或细胞膜本身的抗原成分,与免疫球蛋白 G(IgG)或免疫球蛋白 M(IgM)抗体作用后,结合或不结合补体,使细胞溶解或被自然杀伤细胞杀伤,或被吞噬细胞吞噬,从而引起机体病变。常见疾病有血型不符的输血反应、新生儿溶血症、药物性溶血等。

Ⅲ型变态反应,即抗原抗体复合物反应。当抗原进入体内,与抗体形成免疫复合物后,大分子复合物被吞噬细胞吞噬,小分子复合物通过肾排泄掉,而可溶性的中分子复合物却留下来,沉积于毛细血管基底膜,通过激活补体,吸引中性粒细胞聚集而引起组织损伤。属于此型的主要病变为血管炎,例如血清病、系统性红斑狼疮、链球菌感染后肾小球肾炎、过敏性紫癜等。

Ⅳ型变态反应,即迟发型变态反应。前三型与过敏原发生反应的是各种抗体。在Ⅳ型过敏反应中,与过敏原打交道的为"免疫淋巴细胞",这些淋巴细胞与过敏原作用的结果是释放各种淋巴因子。有些人用药后出现各种类型的药疹,染发剂使头皮发生皮炎,这些现象都属于这种类型。与Ⅰ型过敏反应比较,此型反应的出现较为缓慢,反应需 24~48 小时才发生,故称为迟发型过敏反应。

3. 过敏会发生什么样的身体变化?

过敏可以发生在全身各个部位,发生在支气管时我们称之为过敏性哮喘,患儿会出现胸闷、气短、咳嗽、喘息等症状;发生于鼻腔、眼结膜时称之为变应性鼻炎、变应性结膜炎,常见鼻痒、喷嚏、清水样鼻涕、眼痒、流泪、结膜充血、眼睑疼痛、喉痒等症状;发生于胃肠时称之为过敏性胃肠炎,常见恶心、呕吐、腹泻、大便带血或黏液等;发生于皮肤时会出现瘙痒、红斑、风团样皮疹或急性血管神经性水肿等。严重过敏甚至会出现过敏性休克,可见头晕、恶心、呕吐、气促、全身出现皮疹,随后出现神志不清、四肢冰冷、血压下降等症状,这是过敏症最严重的表现。

4. 为什么说过敏性疾病是 21 世纪的流行病?

过敏性疾病包括食物过敏、特应性皮炎、变应性鼻炎和过敏性哮喘等。随着工业化进程推进,环境改变,人们生活方式与饮食结构发生变化,接触过敏原种类不断增加,过敏性疾病的发病率持续上升。过敏性疾病影响着全球 30%~40% 的人口,并被世界卫生组织(World Health Organization,WHO)列为 21 世纪重点防治的三大疾病之一。过敏性疾病不仅影响患儿的生活质量,甚至危及患儿生命,给社会带来沉重的经济负担。近年来,婴幼儿过敏发生率持续增加,治疗费用也排在所有疾病的前列。相关研究数据表明,食物过敏在儿童中的发病率已达 5%~8%,约 1/5 的儿童遭受过敏困扰。过去 10 年,仅上海 14 岁以下儿童哮喘发病率就增加了 1.53 倍。2005 年 6 月 28 日,世界变态反应组织(World Allergy Organization,WAO)联合各国变态反应机构共同发起了对抗过敏性疾病的全球倡议,将每年的 7 月 8 日定为世界过敏性疾病日,旨在提高全民对过敏性疾病的认识,共同来预防过敏反应。

⑤. 什么是过敏性疾病的自然进程?

流行病学研究显示,在儿童时期,过敏的发生和发展遵循一定规律,婴儿或者儿童早期出现的某种过敏性疾病常预示未来其他过敏性疾病的发生,这种规律通常被称为过敏性疾病的自然进程,又称特应性进程、变态反应进程。在特定的年龄阶段,儿童会先后出现特定的过敏表现,并且持续多年;随着年龄的增长,某些临床表现逐渐占据主导地位,而其他表现则可能减轻或完全消失。通常,儿童特应性皮炎和食物过敏是过敏性疾病的首发表现,此后逐渐发展为变应性鼻炎及哮喘等。在解剖结构上,过敏性疾病的自然进程遵循皮肤—胃肠道—呼吸道的空间演化。典型的过敏进程为:婴儿时期,特应性皮炎发病率达到高峰,通常发生于生后 2~3 个月,并与食物过敏相关,最常见于牛奶、鸡蛋;学龄前期,哮喘的发病率达到高峰;学龄期,变应性鼻炎的发病率达到高峰。

⑥. 什么是过敏原?

日常生活中,有时候孩子吃了某些食物,浑身出现皮疹,这些引起皮疹的食物在医学上就被称为变应原(allergen),又称为过敏原,是指凡进入体内后能引起 IgE 类抗体产生,并导致变态反应发生的抗原性物质,也就是人们通常理解的能够使人发生过敏反应的抗原。打个简单的比方,过敏原就好比钥匙,当过敏原进入身体后,可能会刺激身体产生与之对应的"锁",也就是相应的抗体,当这些过敏原再次进入身体时,"钥匙"就会与相对应的"锁"结合,从而引发过敏反应。其特点为接触过敏原一定时间后致敏,致敏期的时间可长可短,且这段时间内没有临床症状;当机体再次接触过敏原时,将发生过敏反应,且在反复接触后,症状可逐渐加重。

值得一提的是，"过敏"本质上是人对正常物质(过敏原)的一种不正常反应，这就是过敏体质的人接触到过敏原易发生过敏，而正常人接触这些物质不过敏的原因。家长可通过孩子接触这些物质后是否出现过敏反应或是到医疗机构进行过敏原检测来明确孩子是否对这些物质过敏。

7. 常见的过敏原有哪些？

常见的过敏原根据进入人体的途径分为以下几类：

（1）吸入性过敏原：如花粉、柳絮、粉尘、螨虫、真菌、病毒、细菌、动物皮屑、油烟、油漆、汽车尾气、煤气、香烟等。

（2）食入性过敏原：如牛奶、鸡蛋、鱼虾等海鲜、牛羊肉、动物脂肪、异体蛋白、酒精、毒品、抗生素、消炎药、香油、香精、葱、姜、大蒜以及一些蔬菜、水果等。

（3）接触性过敏原：如冷空气、热空气、紫外线、辐射、化妆品、洗发水、洗洁精、染发剂、肥皂、化纤用品、塑料、金属饰品(手表、项链、戒指、耳环)等。

（4）注射性过敏原：顾名思义就是注射后引起过敏的抗原性物质，如青霉素、链霉素、异种血清等。

（5）自身组织抗原：因精神紧张、工作压力、微生物感染、电离辐射、烧伤等生物、理化因素影响导致自身成分变性形成的自身组织抗原，以及由于外伤或感染而释放的自身隐蔽抗原，也可成为过敏原。

8. 如何进行过敏原检测？

过敏原检测可分为体内试验(皮内试验、点刺试验、斑贴试验)及体外试验(血清过敏原特异性 IgE 检测、总 IgE 检测、嗜碱性粒细胞活化试验)。

（1）体内试验：

1）皮内试验是通过注射器将过敏原皮试液注射至前臂皮内，根据注射部位有无红斑丘疹判断是否对该物质过敏，如临床上常见的青霉素皮试即为皮内试验。

2）皮肤点刺试验是一种特殊的皮内试验，具有操作简单、安全、价格便宜、准确及灵敏度高等优势，已逐步取代传统皮内试验。其操作方法是将少量高纯度的过敏原点刺液滴于患儿前臂内侧,通过点刺将过敏原点刺液渗入皮肤,随后观察 15~20 分钟内的皮肤反应,风团直径≥3mm 为皮肤点刺试验阳性。

3)斑贴试验主要用于接触性皮炎及过敏性皮肤病检测,通过将可疑致敏物质贴敷于患儿背部,观察皮肤对于接触物的反应判断是否对该物质过敏。

(2)体外试验:

1)血清过敏原特异性 IgE(sIgE)检测是指通过检测血清中过敏原产生的特异性 IgE 从而判断过敏物质,适用于 I 型过敏反应疾病的病因诊断,如过敏性哮喘、变应性鼻炎、过敏性结膜炎、荨麻疹、食物过敏等。

2)总 IgE(tIgE)检测包括了过敏原特异性 IgE 及非特异性 IgE。临床上总 IgE 通常与过敏原特异性 IgE 共同解读,如果总 IgE 和过敏原特异性 IgE 同时增高则提示患儿对该物质存在过敏,如果总 IgE 增高而过敏原特异性 IgE 无异常,提示患儿可能为过敏体质,但由于检测项目的有限性未能检出具体过敏的物质。

3)嗜碱性粒细胞活化试验对于食物和药物过敏的诊断特异性较高。对于皮肤点刺试验或过敏原特异性 IgE 结果与临床不符,或缺乏可靠的抗原用于皮肤点刺或过敏原特异性 IgE 检测的过敏患儿可以考虑进行嗜碱性粒细胞活化试验。

临床上儿童过敏原检测的常用方法主要包括皮肤点刺试验及血清过敏原特异性 IgE 检测。

9. 常见的过敏原检测方法(皮肤点刺试验和血清过敏原特异性 IgE 检测)分别有何特点及优缺点,如何选择?

血清过敏原特异性 IgE 检测与皮肤点刺试验相比,具有以下优势:①对过敏原进行定量检测,结果可重复性高;②检查有创性低于皮肤点刺试验,无皮肤点刺试验诱发过敏反应的风险,患儿接受度高;③不受检测部位皮损和药物等因素的影响,可随时进行,适合不能停药或处于急性发作期的哮喘患儿。劣势在于:血清过敏原特异性 IgE 检测需要抽取静脉血,检测费用较皮肤点刺试验高,检测结果等待时间长,能够检测的过敏原范围不如皮肤点刺试验广泛、灵活。

皮肤点刺试验的优势在于:①患儿在门诊就诊期间就可以快速获

得检测结果,不需要进行静脉穿刺;②成本较低。劣势在于:①易受皮肤疾病和药物使用的干扰;②缺乏标准化过敏原皮肤点刺试验试剂;③年龄较小的患儿配合存在难度。

血清过敏原特异性 IgE 检测和皮肤点刺试验都是常规的过敏原检测方法,两者互为补充,不可互相替代,临床中根据患儿疾病类型、实际情况及诊疗需要选择所需检查。

皮肤点刺试验常作为临床检测过敏原的首选方法,在符合适应证而无禁忌证时进行检测。遇到以下情况时,可选择血清过敏原特异性 IgE 检测:①临床不具备皮肤点刺试验检测条件,存在皮肤点刺试验检测禁忌,存在药物等影响因素;②皮肤点刺试验检测结果为阴性,病史及临床症状提示存在 IgE 介导的过敏性疾病;③皮肤点刺试验结果与病史不吻合;④评估过敏原免疫治疗前,在皮肤点刺试验基础上可进行血清过敏原特异性 IgE 检测,结合病史和临床症状综合判断。

10. 过敏原检测阳性能说明患儿一定对该物质过敏吗?

不一定。过敏原检测阳性时提示为致敏状态,通俗来讲就是机体对该物质的反应增强,并不等同于过敏或者罹患过敏性疾病。

皮肤点刺试验及血清过敏原特异性 IgE 在过敏性疾病的诊断中发挥了重要的作用,阳性结果可以明确致敏的主要过敏原,但过敏原皮肤点刺试验中风团平均直径的大小及特异性 IgE 水平的高低与疾病的严重程度不一定呈正相关,出现阳性结果时也不一定会引起临床症状。因此,只有与病史、临床症状相符合的过敏原检测阳性结果才具有诊断"过敏"的意义。

11. 过敏原检测阴性能代表患儿不过敏吗?

不能。就皮肤点刺试验结果来说,结果为阴性,也仍需要排除假阴性的可能,即孩子在进行检查前有无口服抗过敏药、感冒药、晕车药或含有组胺类成分的其他药物。再者需要注意的是,有些孩子对过敏原检测呈迟发型反应,可能会在几个小时后才出现过敏反应,家长应注意持续观察孩子点刺皮肤部位是否有红晕、风团等出现。另外,就算过敏原检测结果全部为阴性也并不能完全排除过敏,过敏原种类繁多,而检测项目十分有限,不可能每样都检测到。更重要的是,孩子对过敏原的过敏反应是呈动态变化的,一次检测结果阴性不代表终身对该物质不过敏,还需在日常生活中密切观察,定期复查。

对于血清过敏原特异性IgE检测来说,临床上也会出现患儿食用花生过敏,但过敏原检测结果却显示阴性的情况。这是由于每种过敏原的主要抗原不止一种,如花生就有数种抗原成分,而过敏原体外试剂的生产和抗原包被尚无国际统一标准,各厂家包被的抗原组分不同,对患儿致敏的组分可能没有包被在过敏原提取物中,或检测的不是主要的致敏成分,这时虽然食用花生过敏,但检测结果也可能为阴性。简单来说就是花生所含的致敏成分很多,凑巧检测使用的试剂没有包含会让孩子致敏的成分。

因此,检测结果为阴性也不能掉以轻心,如果进食或接触后多次出现过敏症状,即使过敏原检测结果是阴性,也要注意避免再次进食或接触。

12. 过敏原检测阳性的食物需一律避开吗?

不一定。患儿对某种食物的皮肤点刺试验阳性或血清过敏原特异性IgE检测阳性,但是进食该食物从未出现过敏症状,则不应建议患儿完全避免该食物。

过敏原检测阳性提示的是身体处于"致敏状态",不代表一定过敏。过敏原检测结果呈阳性但实际不过敏的情况较为常见。如果过敏原检测发现某种食物呈阳性结果,但实际上孩子吃这种食物没有出现过敏的表现,可以先暂停接触这种食物一段时间,而后在医师的指导下少量接触,来确认孩子对这种食物是否过敏。而且即使确认过敏,在避开过敏原一段时间后,也可以重新尝试少量接触。因为孩子的免疫系统也在不断地发育完善中,随着年龄的增长,幼时过敏的物质长大后可能不再过敏。

对于导致孩子中重度过敏的食物,建议合理避食。需要注意的是,如果孩子曾经对某种食物严重过敏,在重新尝试这种食物时,须在专业医师的综合评估和指导下进行,切勿盲目进食。

13. 检测结果"+"越多,代表等级越高,过敏越严重吗?

不能代表。拿到检查结果后,如果显示+++或者3级以上,医师通常会建议避开该过敏原。但+越多或 IgE 抗体等级越高，并不代表必然过敏，更不代表过敏越严重，而是提示过敏的可能性越大。

14. 为什么吸入性过敏原致敏依据是哮喘预测指数的主要指标，食入性过敏原致敏依据是次要指标？

由于缺乏客观的检测方法，导致哮喘学龄前儿童诊断较为困难，而过敏原检测阳性对哮喘的预测具有极大帮助。但是在哮喘预测指数中，吸入性过敏原要比食入性过敏原更重要，这是为什么呢？

研究表明，尘螨、霉菌类吸入性过敏原是哮喘患儿最常见的过敏原，与哮喘的关系极为密切。吸入性过敏原的致敏成分主要为蛋白质和多糖，通过局部和全身免疫应答引起呼吸道变应性反应，并且吸入性过敏原在引起哮喘气道慢性炎症和气道高反应性方面作用较食入性更明显。食物过敏原成分相对复杂，而且常与食物不耐受相混淆。

其次，易引起过敏的食物种类因地域差异会有较大不同。其实任何食物均可诱发变态反应，但不同食物的过敏原引起的免疫原性和/或反应原性强度不同，且同种食物的过敏原引起的免疫原性和/或反应原性强弱与易感者年龄及地区差异有关。如我国儿童常见的食物过敏原为牛奶、鸡蛋、大豆，成人常见的食物过敏原为花生、坚果及海产品，而在某些西方国家人群中，较易引起过敏的食物如可可、草莓及无花果等，在我国人群中很少致敏。此外，食物过敏原也可能随着儿童年龄增长而逐渐减轻，一项对婴儿牛奶过敏的前瞻性研究表明，87% 的患儿在 3 岁时对牛奶不再过敏，而吸入性过敏原如花粉等则较少出现随着年龄增长而逐渐脱敏的现象，这可能是吸入性过敏原在哮喘诊断和预测中更为重要的原因。

15. 为什么说哮喘是发生在呼吸道的过敏性疾病？

过敏性疾病是已致敏的机体再次接触相同抗原后引起的以 IgE 介导为主的 I 型变态反应性疾病，亦称为速发型过敏反应性疾病。根据哮喘潜在的发病机制，哮喘可分为不同的表型，过敏性哮喘是最常见的哮喘表型。过敏性哮喘是一种过敏原引起的以气道嗜酸性炎症、气道高反应性和 IgE 水平升高为特征的哮喘亚型。而发生在呼吸道的 I 型变态反应多因吸入植物花粉、尘螨、真菌孢子等过敏原引起，常发为哮喘,所以说哮喘是发生在呼吸道的过敏性疾病。诸多研究表明,家族过敏史、个人过敏性疾病史和早期过敏原致敏是儿童哮喘发生的危险因素。

16. 儿童哮喘一定是过敏性哮喘吗?

不是的。过敏性哮喘又称为变应性哮喘,是由过敏原暴露引起的一类最为常见的哮喘类型,约占儿童哮喘患者的 70%~90%。过敏性哮喘与遗传因素相关,如果父母患有哮喘或其他过敏性疾病,那么孩子患有过敏性哮喘的概率更大。过敏性哮喘患儿多伴有变应性鼻炎、特应性皮炎病史等,因暴露于过敏原诱发或加重,发病时伴随打喷嚏、流鼻涕、鼻痒、眼痒、流泪等临床症状。临床诊断过敏性哮喘常在肺功能检查的基础上结合过敏原检测及血清过敏原特异性 IgE 检测阳性等进行综合诊断。

临床上诱发儿童哮喘发作的因素很多,诱发过敏性哮喘的常见过敏原有屋尘螨、花粉等吸入性过敏原以及蛋白、牛奶等食入性过敏原。此外,病原菌感染、剧烈运动、情绪因素以及气温剧烈变化均可能诱导儿童哮喘发作,而此类诱发因素导致的哮喘不一定是过敏性哮喘。

17. 中医如何看待过敏的发生?

过敏的发生往往有一定的潜伏性,有着发病突然、消失迅速、呈阵发性发作的特点。在中医学中,"风"邪致病有着"起病急、发病快、传变迅速"的共同特征。过敏性疾病属中医外感风邪致病的范畴,外感诸邪往往以风邪为先导,其他外邪与之相合而伤人为病。小儿脏腑娇嫩,形气未充,肺常不足,藩篱疏薄,最易为"外风"所伤。近年来,全国名中医汪受传教授提出"伏风"理论来解释儿童过敏性疾病发生的内在原因。伏风来自先天禀赋,平时深伏体内,一有外风侵袭,或者某气、某味、某物所触,则随之被引动而发为风病之伏风。此种先天禀赋,因为家族体质有异,形成特禀质,即如今所谓的过敏性体质。特禀质患儿一旦触及多种他人触之无碍的外风、气味、花粉、饮食、皮毛等物,则宿疾复发。

中医认为,过敏与禀赋体质有关,在中医体质学说中,存在着特禀质这样一种体质分型。在同一环境中接触某种物质,有人过敏而有人并不过敏,这就是说,过敏现象只会在特定的人身上出现,与先天体质关系密不可分。中医对过敏现象的观察已经历经千年,巢元方在《诸病源候论·漆疮候》中就曾描述过有关过敏反应:"漆有毒,人有禀性畏漆。但见漆便中其毒……亦有性自耐者,终日浇煮,竟不为害者。"又见"人无问男女大小有禀不耐漆者,见漆及新漆器,便著漆毒。"就是在说不论男女老少,有些人天生便会对漆中毒,而有些人天生便可对漆"耐受",每日接触也不会产生不适。《医宗金鉴》中认为"漆疮"的病因是"由人之腠理不密,感漆辛热之毒而生"。此证的发生正是由于过敏体质患者接触过敏原发生过敏反应,产生"漆疮"的内因在于患者的过敏体质。

18. 哮喘患儿有必要做过敏原检测吗?

有必要。过敏性哮喘是最常见的哮喘临床表型之一,通常始于儿童时期。因此,对于哮喘患儿而言,进行过敏原检测非常重要。通过过敏原检测可以明确患儿对哪些食物及环境物质过敏,其临床意义在于指导患儿避免接触过敏原以及脱敏治疗。

需要注意的是:

(1)过敏原检测是哮喘的辅助检查项目之一,不作为哮喘的诊断及排除标准。

(2)过敏原检测种类有限,只能对常见过敏原物质进行检测,因此过敏原检测阴性不能排除患儿过敏及过敏性哮喘的可能。

19. 哮喘患儿进行过敏原检测时需要注意些什么?

哮喘患儿进行过敏原检测时需注意以下事项:

(1)体内过敏原检测均有诱发患儿过敏反应的风险,在进行体内过敏原检测时应在具有急救条件的医疗场所由专业医护人员进行操作,并在检查结束后留观30分钟以防迟发性过敏反应的发生。

(2)抗组胺药物及皮质类固醇的使用对体内过敏原检测影响较大,患儿在试验前与接诊医师充分沟通确定停药时间后再行检测。

(3)皮肤点刺试验及皮内试验检测后,注意保持检测部位皮肤干燥清洁,以防感染。

(4)若检测部位有皮肤损伤,如严重的荨麻疹等,会影响体内过敏原检测结果,可考虑进行血清过敏原特异性 IgE 检测。

（5）过敏原检测结果是阳性并不能说明患儿一定对该物质过敏,仍需根据患儿的临床症状进行综合判断。如患儿过敏原检测提示鸡蛋过敏,但是患儿多次食用鸡蛋后并无过敏症状,则不应该判读为患儿对鸡蛋过敏。

20. 食物不耐受与食物过敏的区别?

食物不耐受与食物过敏是两种不同的免疫反应。儿童食物不耐受的比例高于成人,主要由于儿童肠道黏膜屏障发育尚不完善,导致机体对部分食物产生过度的保护性免疫反应。食物不耐受与食物过敏具有以下区别:

（1）食物过敏主要由免疫球蛋白 E（IgE）介导,临床上常通过食物过敏原特异性 IgE 检测为诊断方法;食物不耐受主要由免疫球蛋白 G（IgG）介导,临床上常通过食物特异性 IgG 检测为诊断方法。

（2）食物过敏一般在食入过敏原数分钟到几小时内发作,可累及全身各个系统,患儿可出现呕吐、恶心、胃食管反流、皮疹、皮肤瘙痒、呼吸困难等临床表现;食物不耐受的症状一般在进食后数小时至数天才出现,临床症状大多出现在消化系统,如恶心、腹痛、腹泻、腹胀、嗳气等。

（3）食物过敏反应的严重程度与摄入量的关系不大,容易造成较为严重的后果,一般无法治愈,需要严格控制对过敏食物的摄入;食物不耐受的严重程度与摄入量相关,摄入越多症状越严重。食物不耐受的症状在停止摄入后会逐渐消失,一般不会造成严重或长期影响。部分患儿随着年龄的增长,肠道屏障及免疫系统逐渐完善,食物不耐受可以得到有效的控制或者改善。

21. 儿童哮喘与食物不耐受有相关性吗?

有相关性。食物不耐受是一种复杂的迟发性过敏反应。正常情况下,当食物被摄入人体后,应该被消化为氨基酸、甘油以及单糖,才能够完全转化成能量,从而为人体提供生命活动所需的物质基础;如果人体缺乏相应的酶,则无法将食物以多肽或是其他分子形式输入到人体肠道,因此这些食物被机体识别为外来物质,导致免疫反应的发生,产生特异性 IgG 抗体。临床上往往以食物特异性 IgG 抗体检测进行食物不耐受的诊断与筛查。过敏性哮喘发病与食物不耐受血清特异性总 IgG 阳性具有一定的相关性。研究表明,过敏性哮喘患儿食物不耐受阳性比例和严重程度均高于健康人群。食物不耐受哮喘患儿经过饮食调整后哮喘症状明显好转。

过敏性哮喘患儿应了解是否存在食物不耐受现象,正确判断产生不耐受的食品种类及阳性强度,并针对检测结果采取适宜的饮食干预措施,避免让不适宜的食物持续损害机体,有利于减少哮喘患儿药物用量,缩短住院时间,达到预防过敏性哮喘,控制过敏性哮喘持续发展及反复发作的目的。

22. 食物过敏患儿的饮食要注意些什么?

食物过敏患儿首先要注意饮食回避,已经明确诊断为食物过敏的患儿,尤其是严重过敏者,需要严格避食。避食的食物除了致敏食物本身外,还包括含致敏食物成分的各种加工食品,对于同类食物也应尽量避食。如牛奶蛋白过敏患儿,还需要避食酸奶、含奶饼干、含奶饮料等其他奶制品,羊奶、驼奶等也有引发过敏的风险,也应避食;对鸡蛋过敏患儿,还应避免使用含鸡蛋的烘焙食品等各类含鸡蛋成分的食物,其他禽类蛋也尽量避食。此外,尽量不食用配料或成分标注不明的食物。

对于不过敏的食物,鼓励患儿积极进食,丰富食物品种,以补充生长发育所需的营养,避免盲目避食导致患儿营养障碍。如牛奶蛋白过敏的患儿可根据过敏轻重程度选择深度水解蛋白配方奶或氨基酸配方奶作为替代,保证营养摄入。

多数食物过敏儿童随着年龄增长,体质逐渐增强,食物过敏会缓解,但过敏持续时间不能确定,因此需要定期去医院复查,监测过敏原,确定食物过敏持续存在还是已经缓解。如果想要尝试食用曾经致敏的食物,务必要在专业医务人员指导下进行。

23. 儿童哮喘与其他过敏性疾病之间会互相影响吗?

会。尽管各类过敏性疾病可被视为单一疾病,但他们的共病及多病性,是一种普遍现象。随着过敏性疾病的患病率在全世界范围的升高,哮喘患儿同时罹患变应性鼻炎、特应性皮炎等多种过敏性疾病的现象也越来越普遍。2013 年国际儿童哮喘和过敏性疾病研究(The International Study of Asthma and Allergies in Childhood,ISAAC)的报告显示,全球 13~14 岁儿童特应性皮炎、过敏性哮喘及鼻结膜炎的患病率依次为 3.2%~13.7%、5.4%~19.8%、7.7%~20.6%,而这 3 种过敏性疾病同时罹患的概率为 1.1%。由于过敏性疾病常表现为多病并存共发,而多种疾病又相互影响、相互加重、相互发展,故增加了医疗费用,延长了治疗周期,严重影响患儿生活质量。

24. 儿童哮喘与湿疹有什么关联?

一项关于婴幼儿期湿疹与儿童哮喘风险的前瞻性研究显示,婴幼儿期湿疹与儿童哮喘发生的风险增加有关。婴幼儿期湿疹是儿童哮喘的危险因素,且患湿疹的年龄越小,未来哮喘的患病风险越大。这可能是由于湿疹发病年龄越小,过敏原通过表皮暴露的时间越久,湿疹病程的增加导致了更高的哮喘患病风险。婴幼儿湿疹同时会增加儿童食物过敏的可能,从多途径增加哮喘的发病概率。研究显示,早期湿疹的高危人群更容易对食物过敏原敏感,而没有早期湿疹的人群更容易对空气过敏原敏感。

25. 儿童哮喘与变应性鼻炎有什么关联?

近年来,大量流行病学资料证实了变应性鼻炎与哮喘的相关性,研究发现 60%~80% 的哮喘患者有变应性鼻炎的临床表现,30%~40% 的变应性鼻炎患儿会继发哮喘。儿童变应性鼻炎-哮喘综合征(combined allergic rhinitis and asthma syndrome,CARAS)是指同时发生的上呼吸道过敏(变应性鼻炎)和下呼吸道的过敏性症状(哮喘),两者往往同时并存,相互影响。1997 年 Grossman 首先明确提出"同一气道,同一疾病"的论点,即发生在上呼吸道的变应性鼻炎与发生在下呼吸道的哮喘存在着共同的促发因素和免疫病理途径,强调呼吸道炎症性疾病整体性的概念。2001 年世界卫生组织编写出版的指导性文件《变应性鼻炎及其对哮喘的影响》(allergic rhinitis and its impact on asthma,ARIA)指出变应性鼻炎是导致哮喘的主要因素之一;《变应性鼻炎及其对哮喘的影响》2008 年修订版更加明确阐述"变应性鼻炎与哮喘是一个综合征在呼吸道两个部分的表现"这一基本原则;2016年修订版指出15%~38%的变应性鼻炎患者存在哮喘,6%~85%的哮喘患者存在鼻部症状,可见哮喘与变应性鼻炎之间存在着密切关联。

26. 儿童哮喘与食物过敏有什么关联?

幼儿期存在食物过敏的儿童有更高的哮喘患病风险,即在控制其他影响因素后,食物过敏与儿童哮喘的相关性是密切的。国内外研究报道,食物过敏不仅是儿童发生过敏性哮喘的危险因素,也是儿童发生严重或危及生命哮喘的诱因。食物过敏与儿童哮喘之间的相互作用和确切机制尚在研究中,目前主要存在两种意见:

(1)患儿摄入致敏性食物后,食物抗原被胃肠道吸收,与胃肠道淋巴结产生炎症性反应,并进一步经由淋巴或血液对肺部造成影响,从而引起哮喘的发生。

(2)患儿在摄入致敏性食物后,食物小颗粒经胃食管反流至呼吸道中,对气道肥大细胞造成刺激,从而导致气道高反应性,引发哮喘。

哮喘可能导致更严重的食物过敏。美国一项以家庭为基础的食物过敏队列研究分析了食物过敏与哮喘之间的关系,结果发现,哮喘可能加重食物过敏。中医学经常采用"忌口"一法以防治疾病,该原理与当代过敏性疾病治疗中经常采用的避免疗法完全符合。例如中医所列的"发物"大多属于容易诱发变态反应的食物,说明中医对食物过敏反应现象早有一定的认识。

27. 儿童哮喘与花粉症有什么关联?

花粉症又称枯草热,是一种过敏性疾病,由患者对植物花粉过敏所引起,主要表现为眼部(如眼痒、揉眼、流泪等)、呼吸道(如鼻塞、喷嚏、流涕、清嗓等)、消化道(如唇、舌、上腭、喉发痒和肿胀等)、皮肤(如皮肤瘙痒、皮疹等)过敏反应以及过敏性休克等。花粉过敏患儿在吸入或者接触花粉后,机体会出现速发型的过敏反应,当花粉过敏患儿第一次接触花粉时,并不会发生过敏的症状,但是花粉会使人体产生一种特殊类型的抗体(IgE)。这种抗体产生以后能迅速和某些免疫细胞结合,而当人体再次接触相同的花粉时,花粉将与这些免疫细胞表面的抗体结合,迅速释放生物活性介质,产生血管扩张,平滑肌收缩等效应,当其作用于气道时就会导致支气管平滑肌痉挛,从而引发哮喘。

28. 儿童哮喘与过敏性结膜炎有什么关联?

过敏性结膜炎是结膜对外界过敏原产生的一种过敏反应(变态反应),其中Ⅰ型变态反应所致的过敏性结膜炎最为常见,呈速发型,包括季节性过敏性结膜炎、常年性过敏性结膜炎、巨乳头性结膜炎、春季角结膜炎、异位性角结膜炎等。过敏性结膜炎最常见的症状是眼痒,几乎所有的过敏性结膜炎患者均可出现,其中春季角结膜炎表现最为明显。其他症状有流泪、灼热感、畏光及黏液性分泌物增加等。一些较严重的过敏性结膜炎,如春季角结膜炎及异位性角结膜炎甚至可能伴随视力下降。在临床上,哮喘患儿发病前也可出现眼痒、揉眼、眨眼的先兆表现。两种疾病有着相同的病理生理过程,眼结膜和上呼吸道黏膜都是Ⅰ型变态反应发生的部位,诸多研究表明,过敏性哮喘是过敏性结膜炎患者普遍存在的合并症,两种疾病的严重程度和持续时间之间存在直接关系。

四、儿童哮喘与中医体质学说

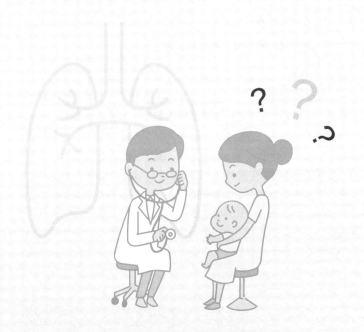

1. 什么是体质?

中医体质是指在先天禀赋和后天获得基础上,在生命过程中形成的形体结构、脏腑功能及心理状态等综合的、相对稳定的特征。

不同人群的体质在结构、功能、新陈代谢以及对外界刺激反应等方面展现出个体之间的差异。这会影响他们对某些病因和疾病的易感性,以及在患病过程中疾病发展和转归的某种倾向。

简单来说,中医体质就是指每个人在身体结构、功能和心理等方面的独特特点,这些特点是人类在生命过程中受到遗传、自然、社会环境等综合因素形成的。不同的体质类型会对人们患病的易感性和疾病的发展有影响。

2. 什么是中医体质学说?

中医体质学是以中医理论为指导,研究人类各种体质特征,体质类型的生理病理特点,并以此分析疾病的反应状态,病变的性质及发展趋向,从而指导疾病预防、治疗以及养生康复的一门学科。

3. 儿童的体质有什么特点?

中医谈到儿童体质时最常见的理论有三种,分别是"小儿为纯阳之体""小儿为稚阴稚阳之体""小儿五脏有余不足"。这三种理论分别说明了儿童时期的体质特性,看似彼此矛盾,实则彼此互补。

(1)纯阳之体:纯阳之体,指的是孩子充满生机和活力的身体状态,就像初升的旭日一样,一直处在不断生长发育过程之中。年龄越小,生长发育的速度就越快,生机越旺盛。它揭示了孩子阳气生长迅速而旺盛的特点。比如孩子身高、体重迅速增加,各脏腑组织、气血津液及功能也日益完善,展现出蓬勃向上的生机。从临床上看,孩子受到邪气侵犯后也容易转化为热病,正如清代著名医学家叶桂(叶天士)所说:"襁褓小儿,体属纯阳,所患热病最多。"另一方面,孩子的修复力较强,对药物的反应敏感,比起成人更容易康复,这也是纯阳的意义所在。

(2)稚阴稚阳之体:这里的"阴"一般指的是孩子的形体结构,如五脏六腑、四肢百骸、筋肉骨骼、精、血、津液等有形物质;而"阳"一般是指脏腑组织的各种生理功能活动。稚阴稚阳,指孩子无论在气血阴阳身体有形的物质方面,还是在脏腑功能方面都是不成熟和不完善的,所谓"脏腑娇嫩、形气未充"。正因为儿童的这种体质特点,所以他们对疾病的抵抗力较弱,因此孩子有发病快、病情变化迅速,同时也容易在寒热或虚实之间快速转换的特点。

（3）五脏有余不足:是指儿童心肝脾肺肾五脏虽然无论在形体还是功能上都是不完善不成熟的,但心、肝的功能相对肺、脾、肾是有余的,肺脾肾相对心肝更不足,即"心肝常有余,肺脾肾常不足"。肺是一个娇弱的脏器,与外界直接相连,最容易受到外界侵害,因此儿童时期最容易患感冒、咳嗽等肺系病证。脾胃方面,因为家长调护不当,孩子饮食过饱或过饥,加上脾胃运化功能较弱而容易出现厌食、呕吐、腹泻、便秘等脾胃疾病。孩子先天肾气尚未充实,如果后天喂养调护不当,则可能出现发育迟缓等肾系病症。而孩子受到外邪侵犯后容易产生热病,如出现高热、惊厥、神志不清等症状,这些则是心、肝常有余,邪气容易化热的体现。

4. 中医体质辨识究竟"辨"什么?

中医辨别体质的方法可以通过以下几个方面进行:

望诊:医师会观察患者的外貌、皮肤、面色、舌苔等,以及患者的体态、姿势、行动等,寻找体质的特征。例如,体型是否偏胖或偏瘦,皮肤是否干燥或油腻,舌苔的颜色和厚薄等。

闻诊:闻诊包括了闻其气味、听其声音,比如听其说话声音是否洪亮有力,或闻其口中是否有异味等。医师可透过闻诊来获取信息,以辅助判断患者的体质状态。

问诊:医师会与患者进行详细的交谈,询问患者的生活习惯、体感状况(如平常是否怕冷或怕热等)、疾病史等信息,以了解其体质特点。例如,询问患者的睡眠情况、食欲、排便习惯、体力等,通过详细的问诊收集病史,更准确地判断体质类型。

切诊:医师通过触诊以及脉诊了解患者的体质特点,如医师会触摸患者皮肤,判断是否有水肿情况,判断疼痛部位及性质,以及透过把脉了解脏腑功能和气血状况。中医将脉搏分为多个脉象,如浮脉、沉脉、细脉、数脉等,不同的脉象反映了不同的体质特点,比如患儿脉象比正常儿童更数(快),可能提示患儿体质偏热。当然,由于儿童的脉搏相对较细,不容易辨别,因此中医还会结合儿童的指纹(如通过孩子指纹的色泽及深浅)来判断孩子病情的寒热、虚实、轻重。

5. 中医体质辨识的目的是什么?

辨别体质的目的是了解个体的体质特点和易患疾病,从而采取相应的调养和治疗措施。具体目的有以下几个方面:

(1)了解个体的体质特点:每个人的体质都有其独特的特点和倾向,通过辨识体质可以了解个体的生理特征和机能状态。

(2)预测个体的易患疾病:不同的体质类型易患不同的疾病,通过辨识体质可以提前预测个体可能出现的健康问题,有助于采取预防措施和调理方法。

(3)指导个体的养生保健:中医体质辨识可以为个体提供针对性的养生保健建议,包括饮食调理、运动锻炼、作息规律等,以促进身体健康。

(4)指导个体的治疗方案:在中医临床实践中,针对不同体质类型的患者,可能采用不同的治疗方案和中药调理方法,因此体质辨识可以为中医医师制定个体化的治疗计划时提供参考。

总之,中医体质辨识旨在了解个体的体质特点、预测易患疾病、指导养生保健和治疗方案,以达到促进身体健康和阴阳平衡的目的。

6. 儿童体质形成的影响因素有哪些?

中医认为,个体的体质形成是受到先天和后天两个方面的因素影响。

先天因素:先天因素是指个体在出生前所受到的遗传和胎儿发育环境的影响。这包括了父母的遗传基因以及胎儿在母体内发育过程中所处的环境。父母的体质、遗传特点都会对后代的体质形成产生影响。

后天因素:后天因素是指个体在出生后所受到的环境、饮食、生活方式等方面的影响。以下是几个常见的后天因素:

(1)饮食习惯:不同的饮食习惯会对体质产生影响,如食物的性味、烹调方式、饮食的营养均衡性等。

（2）环境因素:居住环境的气候、地理位置、湿度、噪音等因素都可能对体质产生影响。

（3）生活方式:包括作息规律、睡眠质量、运动习惯、精神状态等都与体质的形成密切相关。

（4）情绪因素:情绪的稳定与否、情绪的积极或消极程度都对体质有一定的影响。

（5）外界病理因素:个体所遭遇的外界病理因素,如疾病、药物等,也可能影响体质的变化。

综合来说,体质的形成是先天因素和后天因素共同作用的结果。先天因素主要受到遗传和胎儿发育环境的影响,而后天因素则涉及个体的饮食、环境、生活方式等多个方面。这些因素的综合影响会决定一个人的体质类型和特点。

7. 健康儿童的体质是什么样的?

健康儿童的体质在中医属于平和质的范畴,目前对平和质儿童的定义包括以下几个特征:

（1）一般特征:精神饱满,反应敏捷,两目有神,声音有力,哭声洪亮,发育正常,营养良好,体形匀称,肌肉结实,面色红润,皮肤润泽,头发光泽,不易疲劳,纳谷馨香,睡眠安稳,二便正常,舌质淡红润泽,苔薄白。

（2）心理特征:性格开朗。

（3）病证倾向:平素较少生病,病后易于康复。

（4）对外界环境适应能力:对自然环境和社会环境适应能力较强,耐受寒热。

8. 什么是偏颇体质?

"偏颇体质"是相对于平和质而言的。偏颇体质指的是存在某些明显的偏向或不平衡情况的体质类型,它表现为某些方面的特点或倾向相对突出,与平衡状态相比存在一定的偏差。哮喘患儿最常见的偏颇体质包括:特禀质、气虚质、阴虚质、阳虚质、痰湿质、痰热质、肺禀不足质、脾禀不足质、肾禀不足质。同一患儿既可表现为脏腑的偏虚,又可表现为气血阴阳的偏虚或痰湿痰热的偏实,若患儿体质具有脏腑偏颇的同时又有气血阴阳的偏颇，便称为复合型体质。

9. 体质与儿童哮喘的发病有什么关系？

对于哮喘患儿而言，"防患于未然，维持哮喘不发"是治疗本病的主要方法之一，哮喘患儿尤其需要重视在未发病时期的调护。而中医的"治未病"思想，便是建立在体质辨识的基础上，通过采取不同的措施调整体质，达到未病先防的作用。

因此，辨别哮喘患儿的体质类型，有助于为患儿制定合适的起居作息、饮食、运动计划。对医师来说，明确孩子的体质类型，也更利于制定个体化的治疗及体质调理方案。不同的体质类型有不同的调理方式，辨别体质、调整偏颇体质，是中医防治儿童哮喘的重要方式之一。

10. 中医如何对哮喘患儿进行体质辨识？

中医对哮喘患儿进行体质辨识时，会综合考虑患儿的平时表现、病史、症状、舌脉等信息，以了解其整体体质特点和病理倾向。以下是中医对哮喘患儿进行体质辨识的一般方法：

病史询问：医师会详细询问患儿的病史，包括哮喘发作的频率、持续时间、诱发因素等。同时，也会询问患儿的平时体质特点，如是否容易感冒、体力状况、情绪、睡眠等情况。

临床表现：医师会观察患儿的临床表现，包括哮喘发作时的呼吸困难、喘息声、咳嗽性质等。此外，还会关注患儿的其他症状，如出汗情况、大小便情况等。

舌诊：中医医师会观察患儿的舌苔、舌质等特征。舌苔的厚薄、颜色、湿润程度等可以提供关于体质和病理状态的信息。

根据上述信息的综合分析，医师可以判断患儿的体质类型，并结合具体病情制定个性化的治疗方案。重要的是，体质辨识需要由专业的中医医师进行，以确保准确性和合理性，并在治疗过程中及时调整方案。

11. 什么是特禀质？

特禀质是一种特异性体质，多指由于先天和遗传因素造成的一种

体质缺陷,包括先天性、遗传性的生理缺陷,先天性、遗传性疾病,过敏反应,原发性免疫缺陷等。特禀质常有以下特征:

（1）形体特征:特禀质的孩子形体可无特殊,或有畸形,或有先天生理缺陷。

（2）心理特征:因禀质特异情况而不同。

（3）常见表现:遗传性疾病有垂直遗传性、先天性、家族性特征;胎传性疾病为母体影响胎儿个体生长发育及相关疾病特征;过敏体质的孩子遇到冷风或刺激气味后易打喷嚏、鼻塞、流涕、咳嗽,进食某些食物后易腹痛、泄泻,眼下可有暗斑。

（4）发病倾向:特禀质的孩子婴幼儿期多有湿疹、慢性泄泻病史,易患湿疹、变应性鼻炎、哮喘、咳嗽变异性哮喘、荨麻疹、花粉症等过敏性疾病;遗传疾病有血友病、先天愚型及中医所称"五迟""五软""解颅"等;胎传疾病有胎寒、胎热、胎惊、胎肥、胎痫、胎弱等。

（5）对外界环境适应能力:特禀质的孩子对外界适应能力差,如过敏体质者对过敏季节适应能力差,易引发宿疾。

12. 如何定义过敏体质?

过敏体质是指在先天遗传基础上形成的一种特异体质,在外在因素的作用下,生理功能和自我调适力低下,反应性增强,其敏感倾向表现为对不同过敏原的亲和性和反应性呈现个体体质的差异性和家族聚集性。通俗地说,过敏体质是指易对特定物质产生过敏反应的特异体质,且这种特异表现在不同人之间的表现各不同,但可能在家族中存在着相似。过敏体质与过敏性疾病之间有着非常密切的关系。"过敏体质"应慎重定义,需要证实患儿存在血清特异性 IgE 抗体。

13. 特禀质就是过敏体质吗?

过敏体质属于特禀质范畴,但特禀质不完全等同于过敏体质,特禀质还包括了先天性、遗传性的生理缺陷,先天性、遗传性疾病,原发性免疫缺陷等。过敏体质是在禀赋遗传的基础上形成的一种特异性体质,过敏体质的孩子在外界因子的作用下,生理功能和自我调适力低下,反应性增强,可发生不同的过敏反应及过敏性疾病,如有的孩子易患特应性皮炎、荨麻疹,有的患变应性鼻炎,有的患过敏性哮喘。过敏体质的孩子往往有家族过敏史,即过敏体质可呈现家族聚集性。

14. 肺禀不足质有哪些表现?

肺禀不足质的孩子通常形瘦皮薄,面色欠华,气息浅弱,神疲懒言,易自汗,畏寒怕冷,舌淡,苔薄。易患感冒、咳喘等病。

15. 脾禀不足质有哪些表现?

脾禀不足质的孩子通常体型多消瘦或虚胖,面色萎黄或少华,精神不振,易乏力,口涎多,食欲欠佳,大便多溏,舌质淡,苔白或白腻。易患厌食、呕吐、泄泻、疳证等病。

16. 肾禀不足质有哪些表现?

肾禀不足质的孩子通常形体瘦小,头发干枯稀少,较大儿童可诉腰酸、腿软,夜尿多,小便清长,动则易喘等。部分孩子会出现生长发育迟缓或提前出现性发育征象,易患遗尿、特发性性早熟等病。多见于早产儿或低出生体重儿。

17. 气虚质有哪些表现?

气虚质的孩子通常形体偏瘦或虚胖,肌肉松软,精神欠振,肢倦乏力,语声或哭声低怯,安静少动,口唇色淡。面色少华或萎黄,头发稀疏无光泽,睡时露睛。自汗,纳少,大便不易成形或夹不消化物,舌淡胖,边有齿痕,苔薄白。性格内向,胆怯。易患感冒、积滞、泄泻、腹胀、遗尿等病,病后康复较慢。对寒热耐受力差。

18. 阴虚质有哪些表现?

阴虚质的孩子通常形体偏瘦,皮肤干燥易瘙痒,两目干涩,口鼻干燥,唇红质干,头发干枯少光泽,两颧潮红,手足心热,盗汗,入睡困难,寐浅易醒,小便短黄,大便偏干,舌红少津,苔少或剥脱。易急躁,易激惹。易患盗汗、鼻衄、乳蛾、便秘、口疮、夜啼等病;感邪易从热化。不耐干燥、炎热环境。

19. 阳虚质有哪些表现?

阳虚质的孩子通常形体虚胖,肌肉松弛,神疲倦怠,面色无华,畏寒肢冷,口唇淡白,口淡不渴,纳谷不香,不耐生冷食物,小便清长,大便易稀溏或完谷不化,多眠易困,舌淡胖嫩,苔白滑。性格内向,喜静少动。易患感冒、腹痛、泄泻、遗尿等病。耐热不耐寒,不耐寒湿环境。

20. 痰湿质有哪些表现?

痰湿质的孩子通常形体偏胖,肌肉松软,精神欠振,困倦嗜睡,容易疲乏,不喜活动,面色淡黄,面部皮肤油脂较多,眼胞微浮,多汗而黏,喉中常有痰,不喜饮水,易作腹胀,食欲不振,大便不易成形,或黏滞不爽,舌体胖大,有齿痕,苔白腻。性格偏温和,偏于内向,做事拖沓。易患泄泻、厌食、咳嗽、湿疹、呕吐等病,咳嗽易多痰。不耐梅雨季节,不耐潮湿环境。

21. 痰热质有哪些表现?

痰热质的孩子通常形体偏胖,身重困倦,唇红,眼眵多,易腹胀,汗多而黏,头汗多,口臭,畏热,梦呓,纳多,喜食肥甘或辛辣,小便短赤,大便燥结或黏滞,舌质偏红,苔黄腻。性格急躁易怒。易患口疮、便秘、泄泻、腹痛、积滞、呕吐、湿疹等病。不耐暑湿季节,不耐高温环境。

22. 体质如何影响儿童哮喘的病情变化与转归?

体质可主导儿童哮喘的发生、病情变化和发展趋势,在哮喘的传变与转归中具有重要作用。邪气入侵人体,则随人的阴阳、寒热、虚实等不同体质而发生性质转化。若患儿的体质特性与病邪、病性相同,则二者相互助长,如阳虚质的患儿感受寒邪或湿邪,阴虚质的患儿感受热邪或燥邪,与病邪之间同气相求而容易加剧病势。体质可影响患儿正气的强弱,决定发病与疾病传变的迟速,又可决定病邪从化而影响疾病的转归。正所谓"正气存内,邪不可干",体质强壮的孩子,正气充盛,抗邪能力强,不易为外邪所感而诱发哮喘,即使发病,也多为实证,病势虽急,但不易传变,病程也较短暂,预后较好。体质虚弱的孩子,不但易于感邪而诱发哮喘,且邪易深入,病情多变,易发生重症或危症,病势缠绵,预后较差。

23. 体质与儿童哮喘的治疗有什么关系?

体质在儿童哮喘的发生、发展、转归中起着重要作用,无论是中药、中成药口服,还是穴位敷贴、针灸、推拿等外治法,其治疗作用均是通过对不同体质状态进行调治而获得,因此患儿的体质状态是儿童哮喘治疗的重要客观依据之一。

调体质在儿童哮喘治疗中的意义在于"治病求本",治本即是根据人体阴阳动静、失衡的倾向性而治,而阴阳偏颇、证候表现无不与体质相关,因此从某种意义上说,"治本"即是"治体"。运用"体质学说"指导哮喘的预防与治疗,强调在辨病、辨证的基础上,针对不同体质类型的哮喘高危儿或患儿辨体调护,可采用药物、穴位敷贴、推拿、针灸等辨体施治,或通过饮食辨体施食,补益脏腑、祛除伏痰。可选择一种方法单独使用或多种方法联合使用,调理患儿的偏颇体质,降低哮喘的易感性,达到"治病求本"的目的。

24. 体质会影响哮喘患儿的治疗反应吗?

会。治疗儿童哮喘时方药剂量的大小和种类的选择均受到患儿体质的影响,与患儿个体体质差异有重要联系,不同体质的患儿对药物、针灸、推拿、敷贴等治疗的反应性和耐受性各有不同。儿童一般只能耐受较小剂量的药物。体质与针刺反应亦有关系,阴阳和调,气血充盛的患儿针刺得气快,体质强者得气速而针感强,肥胖者则气血迟涩,对针刺反应迟钝,得气迟针感较弱。

临床治疗儿童哮喘确定药物剂量和选择药物种类时应注意患儿个体体质的差异,根据体质差异"辨体论治",既有利于减少和避免药物不良反应,又可增强治疗效果。

25. 可以通过体质调理实现体质的转化吗?

可以。儿童体质秉承于先天,相似的遗传背景、年龄、性别等都使体质表现出一定的稳定性。但儿童体质亦可受自然与社会环境、饮食喂养、精神情志、疾病药物、起居劳逸等诸多后天因素的影响而发生变化,因此体质也具有动态可变性。体质的相对稳定性和动态可变性使得体质的调节与转化成为可能。在未发病的情况下,及早采取措施纠正或改善体质的偏颇,可以降低偏颇体质人群对疾病的易感性,达到预防疾病或延缓发病的目的。服用适宜的药物和食物,运用药食的四气五味、升降浮沉等性能,可以改变体质的偏颇,治疗疾病在某种程度上亦是为了纠正偏颇体质。此外,针对不同的体质类型调整生活习惯亦可以使体质得到改善。

通过体质调理可以预防体质相关疾病的发生,如特应性皮炎、变应性鼻炎、过敏性哮喘、荨麻疹等。过敏体质患儿在接触常人触之无碍的一些物质后更容易发生过敏,这些致敏物质即为过敏原,环境中的过敏原成百上千,若是仅通过寻找过敏原并避免接触这一方法来预防过敏,常常防不胜防,使患儿与家长陷于被动,口服抗过敏药物也只能缓解一时的过敏症状,并不能从根本上解决问题。基于体质的可调性,通过体质调理可以实现体质的转化,改变患儿的过敏体质,从而预防过敏反应的发生。

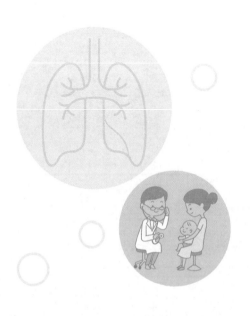

五、儿童哮喘的筛查与诊断

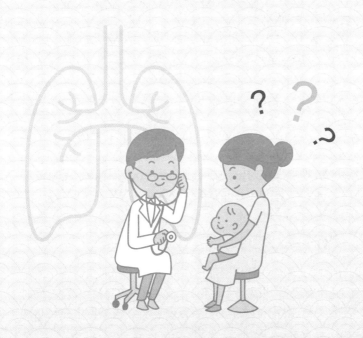

1. 儿童哮喘如何分类?

根据症状分类:

(1) 典型的哮喘:患儿以反复发作的喘息、咳嗽、气促、胸闷为主要表现,多与接触过敏原、冷空气、物理或化学性刺激、呼吸道感染及运动等有关,常在夜间和/或清晨发作或加剧。

(2) 不典型的哮喘:①咳嗽变异性哮喘。咳嗽持续 4 周以上,常在夜间和/或清晨发作或加剧,以干咳为主,抗生素治疗无效,抗哮喘治疗有效。②胸闷变异性哮喘。胸闷持续或反复发作,且以胸闷为唯一或主要临床表现,无喘息、气急、慢性咳嗽等典型哮喘的症状。③隐匿性哮喘。无反复发作喘息、气促、胸闷或咳嗽的表现,但长期存在气道反应性增高。

根据诱发因素分类:

(1) 感染诱发的哮喘:多数为呼吸道病毒感染引起,是年幼儿哮喘发作的主要诱发因素。

(2) 过敏性哮喘:患儿接触过敏原诱发的哮喘。

(3) 运动性哮喘:指运动后发生的急性、暂时性支气管痉挛和气道阻力增高的病理状态。

(4) 肥胖型哮喘:体重控制不当引起过度肥胖导致的哮喘。

(5) 药物性哮喘:用某些药物而引起的哮喘发作(儿童相对少见)。

2. 什么是心源性哮喘?

心源性哮喘是由左心衰竭和急性肺水肿等引起的发作性气喘,其发作时的临床表现可与支气管哮喘相似。心源性哮喘既往有高血压或心脏病历史,哮喘发作时,伴有频繁咳嗽、咳泡沫样特别是血沫样痰、心脏扩大、心律失常和心音异常等。心源性哮喘多见于成人。

3. 什么是心因性哮喘?

心因性哮喘又称功能性哮喘或癔症性哮喘,发作时患者常不停地过度换气,并伴有恐慌、焦虑、躁动不安、悲观和失望等情绪改变,同时还伴有多汗、头晕、眼花、食欲减退、手颤、胸闷、心悸等自主神经功能障碍的表现,但无哮鸣音和发绀等,其发病机制可能与精神因素影响大脑皮层而使气道反应性增高有关。从中医角度来说,哮喘患儿肺气宣降失司,而情志变化扰乱气机,《黄帝内经》认为"怒则气上,喜则气缓,悲则气消,恐则气下,惊则气乱,思则气结",可见情志会影响气机,从而影响哮喘的发病。

4. 什么是运动性哮喘?

运动性哮喘一般是指运动诱发支气管痉挛而导致的哮喘发作,但实际上一部分支气管哮喘患者运动后无哮喘典型的临床表现,仅仅通过肺功能检查发现有明显的支气管痉挛,因此有的学者把它称为运动性支气管痉挛。主要特点为:①患儿一般在运动 5~10 分钟后和停止运动 1~10 分钟后出现哮喘典型症状,如喘息、胸闷、气短、呼吸困难等;②发作后休息一段时间可自行恢复;③一般血清 IgE 无升高。运动性哮喘的发生率儿童明显高于成人。值得注意的是,有部分哮喘患者,特别是青少年哮喘患者在日常静息状态时肺功能是正常的,既往也从未有过哮喘发作的病史,运动可能是诱发其哮喘发作的唯一因素。对这部分人只有进行运动激发试验方可明确运动性哮喘的诊断,以便采取有效方法进行预防和治疗。只要正确运用药物控制,选择适宜的运动方式,运动性哮喘患者也是可以正常运动的。

5. 什么是过敏性哮喘?

过敏性哮喘是因过敏而诱发的哮喘。大部分哮喘患儿存在过敏体质和变应性鼻炎、特应性皮炎等其他过敏性疾病,如有变应性鼻炎的哮喘患儿出现打喷嚏、流鼻涕、鼻痒、眼痒、流泪等症状,多为哮喘发病前兆,当引起家长们的注意。过敏性哮喘多在婴幼儿期发病,由于症状与呼吸道感染相似,家长缺乏相关知识,往往在早期忽视治疗,也极有可能被误诊,如果忽视治疗,则疾病可能伴随终身。

6. 什么是药物性哮喘?

药物性哮喘是使用口服药物、静脉药物后诱发的哮喘,主要由人体对药物成分出现过敏反应引起。患儿可出现急性哮喘发作症状,突发咳嗽、咳痰、胸闷、呼吸困难等。临床上最常见的药物性哮喘多由阿司匹林引起,建议患儿家长要掌握患儿药物过敏因素,就诊时提醒医师避免应用。

7. 什么是哮喘高危儿?

在婴幼儿期引起喘息的疾病种类繁多,约有一半的3岁以下婴幼儿至少发生过一次喘息,其中约60%的喘息是暂时性的,并不会发展为哮喘。哮喘患儿中,有80%以上第一次喘息发作于3岁前,但由于肺功能检查、支气管舒张/激发试验、呼出气一氧化氮测定等辅助诊断哮喘的手段在婴幼儿阶段的应用受到限制,增加了儿童哮喘早期诊断的困难,因此,对哮喘高危人群,即"哮喘高危儿"进行早期识别较为重要。

那么,什么是哮喘高危儿呢? 哮喘高危儿是指存在一个或多个哮喘危险因素的儿童。这类患儿发生哮喘的风险高于普通人群。危险因素主要包括呼吸道感染史,被动吸烟史,肥胖,非母乳喂养,变应性鼻炎、特应性皮炎、花粉症等过敏性疾病史,家族哮喘史、家族过敏史等。低出生体重儿或早产儿,尤其是使用过呼吸机辅助呼吸的儿童,罹患哮喘风险更大。

8. 什么是哮喘预测指数?

哮喘预测指数(asthma predictive index,API)是一种能有效地用于预测婴幼儿喘息发展为持续性哮喘的危险性指标。由美国学者根据Tucson 儿童呼吸研究设计的。有学者根据哮喘预测指数进行改良,提出改良哮喘预测指数(modified asthma predictive index,mAPI),提高了哮喘预测指数的预测性能,临床应用更广泛。改良哮喘预测指数阳性是指婴幼儿(≤3岁)在过去1年喘息≥4次,同时具有以下1项主要危险因素或2项次要危险因素,这类儿童发展为持续性哮喘的可能性较大。其中:

主要危险因素包括:①父母存在哮喘疾病史;②明确诊断为特应性皮炎;③存在吸入过敏原(尘螨、动物毛发、霉菌等)导致过敏病史。

次要危险因素包括:①食物过敏原(牛奶、鸡蛋或花生)导致过敏;②与上呼吸道感染无关的喘息;③外周静脉血嗜酸性粒细胞百分比在4%以上。

9. 儿童哮喘发作前有哪些先兆症状?

先兆症状的识别有利于家长或儿童提前采取干预措施,以避免哮喘严重发作引起的生命危险。哮喘发作前的先兆症状出现的时间点不一,可能出现在发作前的几秒,也可能出现在发作前数小时甚至发作前一天,但多数在哮喘发作前几分钟内出现。儿童的先兆症状往往较成人而言不太明显,需要家长们悉心观察。儿童哮喘发作前的先兆症状有:

(1)咳嗽。咳嗽是儿童哮喘发作前最常见的先兆症状,特别是刺激性、痉挛性、阵发性咳嗽。

(2)鼻塞、喷嚏连声、流涕、鼻痒、眼痒、流泪等变应性鼻炎、过敏性结膜炎的症状。

(3)年长患儿可诉胸闷,咽部紧缩感,咽痒或者上颚痒等症状。

(4)在气候骤变或哮喘多发的季节,患儿突然出现烦躁不安,或少动、精神不振等,也应警惕是否为哮喘发作的先兆。

10. 儿童哮喘发作时有哪些典型表现?

哮喘发作时的典型症状表现为哮、咳、痰、喘,喉间哮鸣有声(如小鸡叫的鼽喘声),喘促气急(呼吸不顺畅),咳嗽阵作,胸闷气短,甚者不能平卧(半卧位或端坐呼吸),呼吸困难,张口抬肩,摇身撷肚(身体摆动,腹部呼吸起伏大),烦躁不安,口唇青紫。典型体征为听诊时双肺可闻及散在或弥漫性、以呼气相为主的哮鸣音(高调的吹哨音),呼气相延长。上述的症状和体征可自行缓解或经抗哮喘治疗后缓解。严重的哮喘发作时,肺部听诊可能什么声音也听不到,气管完全闭塞,也被称为"静默肺",是病情危重的表现,需要高度重视,及时救治。

11. 为什么儿童哮喘常在凌晨和/或夜间发作或加剧?

有研究表明患儿在夜间睡眠状态下,哮喘急性发作时下气道的阻力较夜间清醒时增加得更为明显。然而凌晨/夜间哮喘发作或加剧的生理病理学机制尚未完全清楚。目前已有研究提出,夜间血液中皮质醇分泌减少,可导致气道炎症增加;同时,β_2-肾上腺素能受体相对数量降低、糖皮质激素受体功能改变、胆碱能神经占主导所致相关支气管收缩增加、褪黑素分泌增加的促炎作用以及环境因素等可能在哮喘夜间症状加重中起推动作用。此外,平卧后肺容积降低、呼吸肌张力和肺顺应性下降也加剧了病情的恶化;同时,躺下时体液从下肢转移到躯干(包括肺部)的组织间隙,会加重哮喘患儿气道狭窄。

12. 什么是哮喘严重急性发作?

哮喘严重急性发作是指因气道广泛堵塞,哮鸣音反而呈现消失的情况,呼吸音可减弱或消失,出现静默肺。除此之外,可见神志改变,不能说话、饮水、口唇、甲床发绀,出现三凹征(吸气时胸骨上窝、锁骨上窝和肋间隙出现明显凹陷,由于上部气道梗阻所致吸气性呼吸困难),心率加快等征象。哮喘严重急性发作时可以并发气胸与纵隔气肿,需及时抢救。特别是婴幼儿或无法表达自己病情的患儿,发生哮喘严重急性发作时更难以被发现,家长发现以上情况时应立即就医,避免延误病情,造成患儿不可逆的损害,甚至导致死亡。

13. 什么是哮喘持续状态?

哮喘持续状态常在急性哮喘患儿不遵医嘱服药、严重特应性反应的个体接触过敏原或糖皮质激素使用不足等情况下出现,并且对反复使用 β_2 受体激动剂的治疗无反应,是一种哮喘发作较为严重的状态。常表现如下:

(1)哮喘急性发作,呼吸困难进行性加重,呼气延长,症状持续12~24小时以上。

(2)躁动不安,大汗淋漓,出现发绀,端坐呼吸,辅助呼吸肌应用(辅助呼吸肌包括胸锁乳突肌、三角肌、胸大肌、斜方肌、肋间肌、腹部肌肉等,在静息条件下不参与呼吸运动,在呼吸困难或用力呼吸等条件下发挥呼吸作用),言语不连贯或不能发声,甚至昏迷。

(3)听诊哮鸣音广泛、调高,呼吸音减弱或消失;心率加快,奇脉(奇脉指吸气时脉搏显著减弱或消失。当重症哮喘发作时气道会产生强烈痉挛,导致通气功能产生障碍,使肺内压明显地上升,吸气时胸膜腔负压进一步增大导致肺血管扩张,使肺静脉回流入左心房的血液减少,左心室输出量减少,以致动脉搏减弱或者消失,从而产生奇脉)。

（4）肺功能第一秒用力呼气量（FEV_1）或呼气流量峰值（PEF）<60%预计值，当<33%预计值时提示病情危重，气道梗阻严重。

（5）血气分析呈二氧化碳（CO_2）潴留和低氧分压值。

（6）伴随其他严重并发症，如肺不张、气胸、皮下气肿。

14. 儿童哮喘如何分期？

西医将儿童哮喘分为急性发作期、慢性持续期和临床控制期。急性发作期是指喘息、咳嗽、气促、胸闷等症状突然发生，或原有症状急剧加重。慢性持续期是指每周均有不同频度或不同程度地出现喘息、气促、胸闷、咳嗽等症状。临床控制期是指患儿无喘息、气促、胸闷、咳嗽等症状维持4周以上，1年内无急性发作，肺功能正常。古代中医将哮喘分为发作期和缓解期，现代中医增加了迁延期，与西医的三期相对应。

15. 如何评估儿童哮喘的病情严重程度？

哮喘的严重程度不是一成不变的，既与目前的病情有关，也与其对治疗的反应有关。

在治疗前或初始治疗时，可通过评估哮喘症状、肺部体征、肺功能检查和血气分析等结果，对患儿的病情严重程度进行分级，其中，急性发作期哮喘，≥6岁者可分为轻度、中度、重度和危重4级（见表1），<6岁者可分为轻度和重度（见表2）；慢性持续期哮喘可分为间歇状态、轻度持续、中度持续和重度持续4级（见表3）。

在治疗过程中，可根据达到哮喘控制所采取的治疗级别，将哮喘严重程度分为轻度（经过第1级、第2级治疗能达到完全控制者）、中度（经过第3级治疗能达到完全控制者）和重度（经过第4级或第5级治疗才能达到完全控制，或者第4级或第5级仍不能达到控制者）（见表4）。根据哮喘的严重程度不同进行阶梯治疗（详见"六、儿童哮喘的中西医治疗方法"第2问）。

在治疗后，根据目前哮喘症状控制水平和未来风险，将哮喘控制水平分为良好控制、部分控制和未控制3个等级。哮喘控制评估中的主要客观手段是肺通气功能检测，需综合评估最近4周的情况。

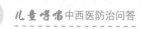

表1 ≥6岁儿童哮喘急性发作时病情严重程度

临床表现	轻度	中度	重度	危重度
气短	步行、上楼时	稍事活动	休息时	休息时,明显
体位	可平卧	喜坐位	端坐呼吸	端坐呼吸或平卧
讲话方式	连续成句	单句	单词	不能说话
精神状态	可有焦虑,尚安静	时有焦虑或烦躁	常有焦虑、烦躁	嗜睡或意识模糊
出汗	无	有	大汗淋漓	大汗淋漓
呼吸频率	轻度增加	增加	常>30 次/min	常>30 次/min
辅助呼吸肌活动及三凹征	常无	可有	常有	胸腹矛盾呼吸
哮鸣音	散在,呼吸末期	响亮、弥散	响亮、弥散	减弱,乃至无
脉搏(次/min)	<100	100~120	>120	脉率变慢或不规则
奇脉	无,<10mmHg	可有,10~25mmHg	常有,10~25mmHg(成人)	无,提示呼吸肌疲劳
最初支气管舒张剂治疗后呼气流量峰值(PEF)占预计值或个人最佳值(%)	>80%	60%~80%	<60% 或 100L/min 或作用时间<2h	无法完成检测
PaO_2(mmHg)	正常	≥60	<60	<60
$PaCO_2$(mmHg)	<45	≤45	>45	>45
SaO_2	>95	91~95	≤90	≤90
pH	正常	正常	正常或降低	降低

注:只要符合某一严重程度的指标≥4 项,即可提示为该级别的急性发作;1mmHg= 0.133kPa。

表2　<6岁儿童哮喘急性发作时病情严重程度

症状	轻度	重度
精神意识改变	无	焦虑、烦躁、嗜睡或意识不清
血氧饱和度(治疗前)	≥0.92	<0.92
讲话方式	能成句	说单字
脉率(次/min)	<100	>200(0~3岁) >180(4~5岁)
紫绀	无	可能存在
哮鸣音	存在	减弱,甚至消失

注:讲话方式需要考虑儿童的正常语言发育过程,判断重度发作时,只要存在一项就可归入该等级。

表3　慢性持续期病情严重程度的分级

分级	临床特点
间歇状态(第1级)	症状<每周1次 短暂出现 夜间哮喘症状<每月2次 FEV_1%占预计值≥80%或PEF≥80%个人最佳值,PEF变异率<20%
轻度持续(第2级)	症状>每周1次,但<每日1次 可能影响活动和睡眠 夜间哮喘症状>每月2次,但每周<1次 FEV_1%占预计值≥80%或PEF≥80%个人最佳值,PEF变异率20%~30%
中度持续(第3级)	每日有症状 影响活动和睡眠 夜间哮喘症状>每周1次 FEV_1%占预计值60%~79%或PEF60%~79%个人最佳值,PEF变异率>30%
重度持续(第4级)	每日有症状 频繁出现 经常出现夜间哮喘症状 体力活动受限 FEV_1%占预计值<60%或PEF<60%个人最佳值,PEF变异率>30%

注:FEV_1为第一秒用力呼气量,PEF为呼气流量峰值。

表4　儿童哮喘症状控制水平分级

年龄	评估项目	哮喘症状控制水平		
		良好控制	部分控制	未控制
≥6岁	日间症状>2次/周 夜间因喘息憋醒 应急缓解药使用>2次/周 因哮喘出现活动受限	全无	存在1~2项	存在3~4项
<6岁	持续至少数分钟的日间哮喘>1次/周 夜间因喘息憋醒或咳嗽 应急缓解药使用>1次/周 因哮喘出现活动受限(较其他儿童跑步/玩耍减少,步行/玩耍时容易疲劳)	全无	存在1~2项	存在3~4项

16.　6岁及6岁以下的儿童如何诊断哮喘?

因为喘息和咳嗽等间歇性呼吸道症状在没有哮喘的儿童中也很常见,所以在≤6岁的儿童中作出可靠的哮喘诊断具有一定的挑战性,特别是0~2岁的儿童。而且,定期评估这个年龄段的气流受限或支气管扩张剂的反应性存在困难。但随着年龄的增长,有喘息病史的幼儿更有可能被诊断为哮喘。因此,具有以下临床特点时高度怀疑哮喘:①频繁发作性喘息,每月大于1次;②活动诱发的咳嗽或喘息;③非病毒感染导致的间歇性夜间咳嗽;④喘息症状持续至3岁以后;⑤抗哮喘治疗有效,但停药后又复发;⑥其他过敏性疾病(特应性皮炎或变应性鼻炎等)病史,一级亲属患有过敏或哮喘。

目前,国外多使用哮喘危险因素预测模型判断喘息儿童发生哮喘的概率,如改良哮喘预测指数(mAPI)用于评估3岁内喘息儿童发展为持续性哮喘的危险性。此外,若怀疑为哮喘的患儿,建议尽早接受(诊断性)哮喘控制治疗,既有助于症状的控制,也有利于明确诊断。

17. 6 岁以上的儿童如何诊断哮喘?

儿童哮喘的诊断主要依据呼吸道症状、体征和肺功能检查证实存在可逆的呼气气流受限,并排除引起相关症状的其他疾病。哮喘的具体诊断条件如下:

(1)反复喘息、咳嗽、气促、胸闷,多与接触过敏原、冷空气、物理或化学性刺激、呼吸道感染、运动以及过度通气(如大笑和哭闹)等有关,常在夜间和/或凌晨发作或加剧。

(2)发作时双肺可闻及散在或弥漫性、以呼气相为主的哮鸣音,呼气相延长。

(3)上述症状和体征经抗哮喘治疗有效,或自行缓解。

(4)除外其他疾病所引起的喘息、咳嗽、气促和胸闷。

(5)对于临床表现不典型者(无明显喘息或哮鸣音),具备以下一项:①证实存在可逆性气流受限。支气管舒张试验阳性,吸入短效 β_2 受体激动剂(SABA)后 15 分钟一秒钟用力呼气量(FEV$_1$)增加>12%;抗炎治疗后肺功能改善,吸入性糖皮质激素和/或抗白三烯药物治疗 4 周后,第一秒用力呼气量(FEV$_1$)增加>12%。②支气管激发试验阳性。疑似哮喘但肺功能正常或接近正常的患者予乙酰甲胆碱、组胺、冷空气以及剧烈运动等呼吸道激发试验后,结果呈阳性。但需要注意的是,呼吸道激发试验可能诱发急性哮喘发作,必须由专业人士进行。支气管激发试验阳性结果提示存在气道高反应性,而阴性结果对排除哮喘更有价值。③呼气流量峰值(PEF)每日变异率(连续监测 2 周)>13%。

符合(1)~(4)项或(4)(5)项,可诊断哮喘,具体诊断流程见图1。

18. 儿童哮喘需要与哪些疾病相鉴别?

当儿童表现出反复咳嗽、喘息等症状时,仍需要在哮喘诊断之前与以下疾病进行鉴别:

(1)毛细支气管炎:多由呼吸道合胞病毒、副流感病毒、支原体、衣原体等病原菌感染导致,常见于 2 岁以下的婴幼儿,主要表现为鼻塞流涕、阵咳喘憋、甚者出现呼吸困难。血清病原体抗体检测阳性及抗感染治疗有效有助于鉴别诊断。

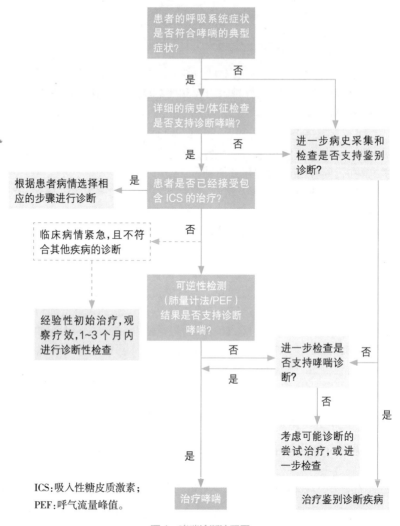

图1 哮喘诊断流程图

（2）喘息性支气管炎：可由过敏及呼吸道感染诱发，以咳嗽、发热、喘息为主要症状，常见于3岁以内儿童，抗感染治疗后喘息症状可消失。应密切关注及随访喘息性支气管炎的患儿，警惕其为支气管哮喘的早期。

（3）支气管异物：患儿常因异物吸入而出现剧烈呛咳、呼吸困难、喘息等症状。可通过异物吸入病史、肺部影像学检查等进行鉴别。

（4）先天性心血管畸形疾病：先天性心血管畸形患儿可因病情加重出现呼吸困难、喘鸣等症状，常伴有发绀、哭闹、食欲不振、生长发育异常等表现。可通过心脏彩色多普勒超声检查(简称：心脏彩超)等影像学检查进行鉴别。

（5）支气管淋巴结结核和支气管结核：支气管淋巴结结核和支气管结核患儿可因淋巴结肿大或结核阻塞气道引起喘息症状，常伴有盗汗、低热、消瘦等表现。可通过肺部影像学、结核菌素试验等进行鉴别。

19. 如何认识婴幼儿期发生的喘息？

婴幼儿期指出生后至 3 周岁之间的年龄阶段。此阶段，喘息是常见的呼吸道疾病症状，多与呼吸道病毒感染或过敏相关，但仍需关注哮喘的可能。因为儿童哮喘多起始于 3 岁前，而肺功能损害往往开始于学龄前（6 岁以前）。因此，从发生喘息的学龄前儿童中识别出可能发展为持续性哮喘的患儿，并进行有效早期干预，在哮喘早期诊断和治疗中十分关键。目前，常使用改良哮喘预测指数（mAPI）评估 3 岁内喘息儿童发展为持续性哮喘的危险性。

20. 毛细支气管炎会发展成哮喘吗？

可能会。毛细支气管炎主要发生于 2 岁以下婴幼儿，发病高峰年龄为 2~6 月龄，临床主要表现为咳嗽、阵发性喘息、气促、胸壁吸气性凹陷等。有数据显示，30%~70% 的毛细支气管炎患儿日后会发展成哮喘。另外，毛细支气管炎患儿具有以下危险因素如：过敏体质，家族有哮喘、变应性鼻炎等过敏性疾病史，父母吸烟等。这些危险因素会增加孩子罹患哮喘的可能。因此，对诊断毛细支气管炎的患儿，一定要定期随访；如果日后再有喘息发生（无论是感染、运动、吸入冷空气等引起），反复发作超过 3 次，且对支气管扩张剂及激素治疗敏感，排除其他肺部疾病后，应考虑诊断为哮喘。

21. 喘息性支气管炎和哮喘有什么关系？

喘息性支气管炎和哮喘都属于呼吸系统疾病，都可以引起咳嗽和喘息症状,但这是两个不同的疾病,其鉴别诊断要点见表5。部分患喘息性支气管炎儿童,成年后可能发展为哮喘。

表5 喘息性支气管炎与哮喘的鉴别诊断

	喘息性支气管炎	哮喘
发病年龄	多见于学龄儿童	儿童、青少年和成人
病理改变	支气管急性炎症	气道慢性炎症,非特异性
发病频率	单次发作	反复发作
病因	感染	接触过敏原等外源性刺激物
病程	痊愈即停止用药	长期用药维持

22. 什么是咳嗽变异性哮喘?

咳嗽变异性哮喘(CVA)是哮喘的一种特殊类型,也是儿童慢性咳嗽最常见原因之一。主要表现为刺激性干咳,通常咳嗽比较剧烈,以夜间及凌晨咳嗽为其重要特征。

诊断依据如下:

(1)咳嗽持续>4周,常在运动、夜间和/或凌晨发作或加重,以干咳为主,不伴有喘息。

(2)临床上无感染征象,或经较长时间抗生素治疗无效。

(3)抗哮喘药物诊断性治疗有效。

(4)排除其他原因引起的慢性咳嗽。

(5)支气管激发试验阳性和/或呼气流量峰值(PEF)日间变异率(连续监测2周)≥13%。

(6)个人或一、二级亲属过敏性疾病史,或过敏原检测阳性。

以上(1)~(4)项为诊断基本条件,(5)(6)项为重要的支持诊断依据。

23. 过敏性咳嗽和咳嗽变异性哮喘一样吗?

过敏性咳嗽和咳嗽变异性哮喘是两种不同的疾病,虽都以咳嗽为主要症状,但前者疾病分类属于咳嗽,后者属于哮喘,鉴别诊断要点见表6。

表6 过敏性咳嗽与咳嗽变异性哮喘的鉴别诊断

	过敏性咳嗽	咳嗽变异性哮喘
刺激性干咳	白天或夜间均可	夜间及凌晨加重
咽痒	有	有
喘息、气促	无	不明显
过敏	有	有
过敏原皮试	阳性	阳性
血清总 IgE	高	高
支气管激发试验	阴性	阳性
抗组胺药物	有效	有效,但不显著
支气管舒张剂	无效	有效
糖皮质激素	有效	有效
治疗时间	症状缓解即可	症状缓解后仍需长期吸入糖皮质激素

24. 哮喘患儿做哪些检查有助于诊断和鉴别诊断?

诊断哮喘常做的辅助检查主要有肺通气功能检测、呼出气一氧化氮水平检测、过敏原检测、血清总 IgE 检测和外周血嗜酸性粒细胞(EOS)检测。

如按照哮喘治疗方案治疗后症状改善不明显,需要排除其他疾病,如咳嗽变异性哮喘(CVA)应注意与支气管炎、鼻窦炎、胃食管反流和嗜酸性粒细胞支气管炎等疾病相鉴别。其他易与哮喘混淆的疾病包括肺结核、气道异物、先天性呼吸系统畸形、支气管肺发育不良和先天性心血管疾病等,需要行胸部 X 线片、胸部计算机断层扫描术(CT)、纤维支气管镜、胃食管造影、结核菌相关检测、心电图及心脏彩超等,辅助鉴别诊断。

25. 血常规检查对哮喘诊治有何意义?

血常规检查是临床最基本、最常用的辅助检查手段,在哮喘的诊断中具有一定的参考价值。哮喘患儿若合并细菌感染,血常规中白细胞计数及中性粒细胞计数可增高。血常规中嗜酸性粒细胞分类计数对过敏状态的评估有一定价值,哮喘患儿的血嗜酸性粒细胞百分比常有不同程度的增高,可在 6% 以上,少数严重过敏体质的患儿甚至可高达 20%~30%。

26. 痰液检查对哮喘诊治有何意义?

痰液中包括坏死的细胞、分泌物、感染的细菌,如果有出血也会混有血液,痰液检查对于评估哮喘患儿病情、辅助诊断及指导治疗等,都有重要意义。哮喘患儿未合并呼吸道感染时痰液常呈白色泡沫状;咳嗽较剧时,支气管壁的毛细血管可破裂使痰中带血;若由过敏引起哮喘发作,初起痰量少,2~3 天后痰量增多黏稠,当病情减轻或缓解前,痰液变稀;若伴有肺部感染,痰初呈黄或绿色(但黄色痰不完全提示感染存在),当感染控制后,痰液转为白色,质地由黏稠变为稀薄,痰量亦减少,哮喘病情随之改善。上述痰液质与量的改变,可间接反映哮喘患儿病情的变化。

哮喘患儿存在气道高反应性,其支气管黏膜易发生过敏反应,痰涂片染色镜检可以发现较多的嗜酸性粒细胞,也可以见到尖棱结晶、黏液柱等。哮喘在急性发作期容易并发呼吸道感染,或由于呼吸道感染诱发哮喘发作,加之急性哮喘发作时应用糖皮质激素抗炎平喘,可能导致呼吸道感染加重,故及时进行痰涂片革兰氏染色、细菌培养及药敏试验等,可有助于病原菌的诊断,通过药敏试验可以选择疗效最佳的抗菌药物。对于长期应用激素的患儿,可能并发结核病及真菌感染,通过痰涂片抗酸染色及痰培养有助于发现病原菌,协助诊断。近些年,还可以通过测定痰液中细胞因子和炎性介质含量,评估哮喘的严重程度。

27. 肺功能检查对哮喘诊治有何意义?

肺功能检查对诊断哮喘、判断病情轻重度、观察治疗效果、评估预后以及合理正确用药都能提供有价值的参考。多数哮喘患儿存在程度轻重不等的肺功能损害。通过肺功能的检查,可以了解患儿的肺功能损伤到了什么程度,是否存在气道阻塞及其阻塞程度,能较好地指导用药,有助评估治疗效果。全球哮喘防治创议(GINA)强调,对于所有适龄儿童(通常为 5 岁及以上能按要求完成肺通气功能检测的儿童)在哮喘诊断及开始控制治疗前,应进行肺通气功能检测并定期随访。

28. 肺功能检查异常能直接诊断哮喘吗?

肺功能检查是诊断哮喘的重要手段,也是评估哮喘控制水平和病情严重程度的重要依据。若反复咳嗽和/或喘息的儿童,肺功能检查显示有阻塞性通气功能障碍,需结合病史尽早明确诊断,但是不能单纯以肺功能检查异常直接诊断哮喘。哮喘儿童在疾病的不同时期都可能出现程度不同的肺通气功能改变,常表现为第一秒用力呼气量(FEV_1)和第一秒用力呼气量/用力肺活量(FEV_1/FVC)的降低。疑似哮喘儿童出现肺通气功能降低时,应尽可能进行支气管舒张试验,评估气流受限的可逆性和严重程度。

29. 肺功能检查有哪些注意事项?

常规通气肺功能检查主要用于 5 岁及以上能按要求完成肺通气功能检测的儿童,脉冲震荡肺功能检查适用于 3 岁以上患儿。要注意某些肺功能检查的禁忌证,如肺通气功能、弥散功能、残气功能的检测等,因需患儿用力吸气及呼气,患有气胸、肺大泡、鼓膜穿孔、心律失常等的患儿应先暂时观察,等病情好转再行检查。实施检查注意事项如下:

检查前:①检查前停用支气管扩张剂、止咳剂、抗过敏药物等,根据医师的具体指示停止用药;②无须空腹,检查前 4 小时避免饮用可乐、咖啡、浓茶等,避免过饱,应饭后 1 小时再做检查;③尽量穿宽松的衣物等;④检查前 2 小时不能剧烈活动,检查前静坐 15 分钟;⑤训练儿童进行相关吹气练习,捏住鼻子后练习吹蜡烛,或者用手拿一张纸练习吹气,练习时用嘴巴呼吸。

检查中:①填写基本信息;②取端坐位,双腿垂直自然向下,左手捏住鼻子或者用鼻夹夹住鼻子,右手自然放于膝盖上,用口含住呼吸过滤器,按指导进行深吸气深呼气动作;③尽自己最大努力吸气或呼气;④用嘴巴呼吸,不要用鼻子呼吸,不要漏气。

检查后:①休息 10~20 分钟,无不适可自行离开;②如有任何不适,请及时告知医护人员。

30. 呼出气中一氧化氮测定对哮喘诊治有何意义?

在人体呼出的气体中,一氧化氮(NO)由呼吸道细胞产生,其水平与气道炎症存在正相关关系。当呼吸道出现炎症时,呼吸道细胞会增加一氧化氮的合成,从而导致呼出的气体中一氧化氮水平升高,故呼出气一氧化氮检测可用于评估气道炎症。在哮喘患儿中,气道炎症与过敏状态相关,但呼出气一氧化氮水平不能有效区分不同种类过敏性疾病人群(如过敏性哮喘、变应性鼻炎、特应性皮炎等),且哮喘与非哮喘儿童呼出气一氧化氮水平有一定程度重叠,因此呼出气一氧化氮不是专门用于诊断哮喘的指标,其连续监测有助于评估哮喘的控制水平和指导优化哮喘治疗方案的制定。

31. 支气管激发试验有什么意义?

支气管激发试验是通过化学、物理、生物等人工刺激,诱发气道平滑肌收缩,并借助肺功能指标的改变来评估气道高反应性的方法,是协助哮喘诊断、鉴别诊断、评估疗效的一种重要方法。激发剂包括吸入乙酰胆碱或组胺、运动、自发性过度通气或吸入甘露醇。支气管激发试验是通过人为干预诱导哮喘发作,存在一定安全风险,考虑到儿童群体的特殊性,全球哮喘防治创议(GINA)通常建议儿童进行运动激发试验。

32. 支气管舒张试验有什么意义?

支气管舒张试验是诊断儿童哮喘的一种常用肺功能检查方法,通过测定吸入支气管扩张剂前后第一秒用力呼气量(FEV_1)的变化判断患儿呼气气流受限的可逆性。临床上若第一秒用力呼气量增加>12%则说明支气管舒张试验阳性。

支气管舒张试验为无创检查,患儿及家属接受度较强,但该项检查仍需要注意以下事项:

(1)对支气管扩张剂过敏者不宜采用该项检查。

(2)若患儿检查前已服用支气管扩张剂及相关药物,须与接诊医师沟通后综合判断该项检查的必要性。

（3）若肺功能检查中未提示气流受限则无须进行支气管舒张试验检查。

33. 哮喘患儿为什么要使用峰流速仪?

峰流速仪主要用于检测患儿的呼气流量峰值（PEF）。若患儿哮喘发作，气道狭窄则呼气流量峰值降低。峰流速仪可用于患儿家庭监护，由于哮喘患儿在发病早期症状相对隐匿，通过每日测定呼气流量峰值可记录患儿哮喘发作时间及发作程度，从而在哮喘发作早期予以治疗。此外，呼气流量峰值还可以在患儿吸入支气管扩张剂前后使用，以判断患儿吸入药物的有效性。

34. 呼气流量峰值（PEF）测定有什么意义?

呼气流量峰值（PEF）是指用力呼气时的最高流量，主要反映患儿的呼吸肌肌力及气道是否存在阻塞，是常见的肺功能检查指标之一。临床上，患儿呼气流量峰值日间变异率（连续监测 2 周）>13% 及支气管哮喘运动激发试验中，呼气流量峰值下降>15% 则提示其存在可逆性的呼气气流受限，需进一步排查哮喘。

35. 儿童哮喘诊断需要常规做胸部 X 线检查吗?

不需要。胸部 X 线检查是儿童呼吸系统疾病最常使用的影像学检查之一，但不作为儿童哮喘诊断的常规检查，是否检查应该根据患儿的临床症状与体征进行综合判断。临床上仅在患儿治疗后症状控制不佳，诊断困难、病情复杂（伴有气胸、异物吸入体征及发热等症状）时，通过胸部 X 线检查进行鉴别诊断。

36. 哮喘患儿什么情况下需要做支气管镜检查?

对于经正规治疗仍无效的难治性哮喘患儿，支气管镜检查及灌洗治疗可进一步寻找病因。此外，儿童呼吸道较成人狭窄，在致病因素的作用下，哮喘患儿黏液分泌增加，更容易发生气道阻塞，进而导致肺不张。支气管镜行肺泡灌洗可清除黏液栓、气道内炎症介质及可能存在的过敏原,是治疗哮喘急性发作合并严重黏液栓阻塞最有效的手段。

37. 什么情况下哮喘患儿需要吸氧?

吸氧是临床上常用的一种支持治疗,又称为氧疗,可有效改善缺氧症状,保护各脏器缺氧损伤的一种有效疗法,包括鼻导管吸氧、面罩吸氧、吸氧头罩、无创呼吸机吸氧及有创呼吸机吸氧等方式。

早产导致的肺部发育不良、哮喘发作、气胸、支气管肺炎、心力衰竭等疾病均可能导致患儿缺氧,临床上可表现为口唇及指甲发绀、气短、喘鸣等症状。当哮喘患儿出现动脉血氧分压低于 6.60kPa 或指尖血氧饱和度低于 90% 时可给予鼻导管或者面罩吸氧,使患儿维持血氧饱和度>94%。若患儿出现胸廓运动受限、意识障碍、烦躁、昏迷、吸氧状况下发绀加重等症状时可能需要有创/无创呼吸机给氧。

38. 哮喘患儿如何正确使用止咳药?

儿童哮喘起病隐匿,部分患儿发病初期仅以干咳为主要临床表现,咳嗽变异性哮喘患儿仅以咳嗽为唯一临床表现,若哮喘患儿出现咳嗽症状,在病因未明确的情况下仅以止咳药对症治疗可能会延误病情,导致哮喘加重。建议家长在哮喘患儿出现咳嗽症状时及时就医,通过规范化的体格检查及肺功能等临床辅助检查明确哮喘患儿咳嗽的病因。若患儿为哮喘发病引起的咳嗽,应当在止咳的基础上结合哮喘的常规治疗;若患儿为其他疾病引起的咳嗽,如呼吸道感染、胃食管反流、鼻后滴漏综合征等,则应同时对原发病进行治疗。

39. 哮喘发作时是否一定需要应用抗生素?

不一定。哮喘是一种气道慢性炎症性疾病,但这里的炎症不同于肺部感染引起的炎症,所以抗生素并不作为哮喘的常规治疗药物。抗生素的种类繁多,针对的病原菌也有所不同,患儿家长切勿盲目使用抗生素治疗,以免延误患儿病情。如果患儿出现哮喘发作合并发热、咳黄脓痰等肺部感染的临床表现,应及时就医,由临床医师诊断并判断是否应该在常规哮喘治疗的基础上使用抗生素。

40. 丙种球蛋白能预防哮喘发作吗？

不建议使用丙种球蛋白预防哮喘发作。虽然丙种球蛋白对于预防哮喘发作具有一定辅助作用，但通过反复注射丙种球蛋白去防治哮喘是不可取的。主要考虑到丙种球蛋白注射具有以下缺陷，故并不将其作为哮喘的防治措施：

（1）注射丙种球蛋白有导致血栓形成、肾功能损伤、发热、恶心、过敏等不良反应的风险，影响儿童预防疫苗接种效果，如麻疹疫苗等减毒活疫苗，甚至会诱发哮喘发作。

（2）丙种球蛋白注入人体后所产生的免疫力仅能维持 2~3 周，反复注射价格高昂，且引起不良反应的概率增加。

（3）丙种球蛋白对于哮喘的预防效果是非特异性的，且长期使用会抑制自身抗体产生，削弱患儿机体的抗病能力。

41. 重症哮喘的指征有哪些？

重症哮喘指儿童急性哮喘发作且对常规支气管扩张剂无反应而出现恶化至呼吸窘迫、呼吸衰竭的状态，同时引起一系列并发症，危及生命。主要临床表现为喘息和呼吸困难，以及由此导致的缺氧。重症哮喘发作的临床特点：

（1）休息状态仍有严重的喘息，呼吸困难，患儿大多呈前弓位端坐呼吸，大汗、焦虑不安。

（2）说话不成句，只能说单个字。

（3）呼吸急促，或有呼吸节律异常，有明显三凹征，两肺满布响亮哮鸣音，少数严重者出现"静默肺"。

（4）心率加快，或伴有心律失常，常出现"奇脉"。

（5）常规应用支气管扩张剂及平喘药物后喘息症状不缓解。

42. 什么是难治性哮喘？

在保证用药依从性的基础上，除外诱发加重的因素和其他疾病情况下，采用高剂量激素和第二种控制性药物，如长效 β_2 受体激动剂（LABA）和/或全身激素治疗仍不能达到理想控制，或者在减量过程中出现病情加重的哮喘。难治性哮喘约占哮喘患者的5%,是导致哮喘治疗费用增加及死亡的重要原因之一。

43. 儿童哮喘的中医辨证思路是什么?

发作期辨寒热:发作期以邪实为主,进一步辨寒热。哮鸣气促,痰涎稀薄,色白有沫,形寒肢冷,口不渴或渴喜热饮,舌苔薄白或白滑,脉浮紧为寒性哮喘证;气息短粗,痰黄而黏,咯痰不利,渴喜冷饮,舌红苔黄,脉滑数为热性哮喘证;咳嗽痰鸣,咳痰黏稠色黄,兼见鼻塞流清涕,恶寒发热等为外寒内热证。

迁延期辨虚实:迁延期证候为虚实夹杂,实为风痰内着,留恋不解。咳喘减而未平,兼有汗多易感,纳呆便溏为气虚痰恋证;久作未止,动则喘甚,喘促胸满,兼有喘息无力,畏寒肢冷,小便清长为肾虚痰恋证。

缓解期辨脏腑:哮喘缓解期多表现为虚证,重点在先辨脏腑,再辨气阴阳。若汗自出,反复感冒,神疲便溏,属肺脾气虚证;若食少便溏,动则气短,畏寒肢冷,属脾肾阳虚证;若干咳少痰,面色潮红,消瘦气短,舌红少苔,属肺肾阴虚证。

辨轻重险逆:轻证虽发时哮鸣,呼吸困难,但不久能逐渐平复。重证则久发不已,咳嗽痰鸣气促,不能平卧;若哮发急剧,张口抬肩,面色青灰,面目浮肿,肢厥身冷,则为险逆之候。

44. 中医对儿童哮喘的辨证分型有哪些?

发作期中医证型包括寒性哮喘证、热性哮喘证、外寒内热证;迁延期中医证型包括气虚痰恋证、肾虚痰恋证;缓解期中医证型包括肺脾气虚证、脾肾阳虚证、肺肾阴虚证。

发作期:

(1)寒性哮喘证:寒性哮喘证在临床上多为过敏性哮喘,多见于年长儿,尤其是平素阳气较弱者。喉间哮鸣,咳嗽气喘,痰液清稀多泡沫,鼻塞声重,流清涕,恶寒无汗,形寒肢冷,面色淡白,口淡不渴,或喜热饮,舌质淡红,舌苔薄白或白滑,脉浮紧,指纹浮红。常发于寒冷季节,夜晚发作较重。

(2)热性哮喘证:此型临床较为常见,喉间哮吼痰鸣,声高息涌,痰稠黄难咳,咳嗽喘息,鼻塞,流黄稠涕,胸膈满闷,身热烦渴,渴喜冷饮,面赤咽红,夜寐不宁,小便黄,大便秘结,舌质红,舌苔薄黄或黄腻,脉滑数,指纹紫滞。辨证时除喘急症状外,常见有咽红、乳蛾肿大、便秘等症。

（3）外寒内热证:咳喘哮鸣,咯痰或黄或清,喘促气急,胸闷,鼻塞、喷嚏、流清涕,或恶寒发热,口渴,咽红,小便黄赤,大便干结,舌质红,舌苔薄白或黄,脉滑数或浮紧,指纹浮红或沉紫。本证常见于寒性哮喘未解,邪已入里化热而成寒热夹杂者。

迁延期:

（1）气虚痰恋证:本证多见于素体肺脾不足,咳喘迁延的患儿,表现为正虚邪恋,虚实夹杂。咳喘减而未平,静时不发,活动则喘鸣发作,痰多,恶风,面色少华,易于出汗,平素易感,晨起及受风后喷嚏、流涕,神疲纳呆,大便稀溏,舌质淡,苔薄白或白腻,脉弱,指纹淡滞。

（2）肾虚痰恋证:喉间哮鸣时作难止,动则喘甚,咳嗽,喉中痰鸣,痰多质稀色白,面色欠华,畏寒肢冷,神疲纳呆,小便清长,舌质淡,苔薄白或白腻,脉细弱或沉迟,指纹淡滞。

缓解期:

（1）肺脾气虚证:气短自汗,倦怠乏力,恶风,反复感冒,神疲懒言,形瘦纳差,面白少华或萎黄,便溏,舌质淡胖,舌苔薄白,脉细软,指纹淡。

（2）脾肾阳虚证:气短心悸,形寒肢冷,腰膝酸软,脚软无力,发育迟缓,腹胀纳差,面色虚浮少华,夜尿多,小便清长,大便溏泄,舌质淡,舌苔薄白,脉细弱,指纹淡。

（3）肺肾阴虚证:气短乏力,形体消瘦,潮热盗汗,口咽干燥,手足心热,腰膝酸软,面色潮红,便秘,舌红少津,舌苔花剥,脉细数,指纹淡红。

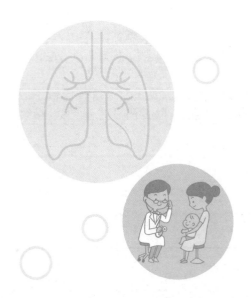

六、儿童哮喘的中西医治疗方法

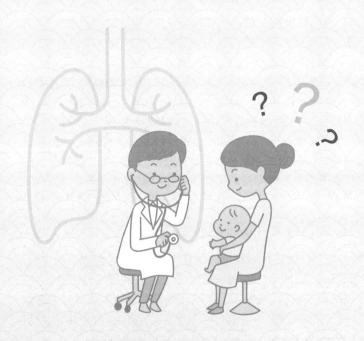

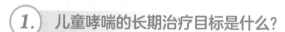

1. 儿童哮喘的长期治疗目标是什么?

哮喘的治疗目标是临床治愈,实现哮喘总体控制,既要达到临床控制又要降低未来发作风险。经过规范的治疗和管理,绝大多数哮喘患儿能够达到这一目标。儿童哮喘要达到的长期治疗目标具体是:①达到并维持症状的控制;②维持正常活动水平,包括运动能力;③维持肺功能水平尽量接近正常;④预防哮喘急性发作;⑤避免因哮喘药物治疗导致的不良反应;⑥预防哮喘导致的死亡。

2. 什么是哮喘的阶梯治疗?

阶梯治疗以全球哮喘防治创议(GINA)为参考标准,临床医师首先对患者病情进行评估分级,根据级别的不同,予以对应的治疗方案,并每3个月重新评估患者病情变化,予升级或降级治疗。根据年龄分为≥6岁和<6岁儿童哮喘的长期治疗方案,分别分为5级和4级(见图2、图3),从第2级开始的治疗方案中都有不同的哮喘控制药物可供选择。

对以往未经规范治疗的初诊哮喘患儿,参照哮喘控制水平,选择第2级、第3级或第4级治疗方案。在各级治疗中,每1~3个月审核1次治疗方案,根据病情控制情况适当调整治疗方案。

如哮喘控制,并维持至少3个月,治疗方案可考虑降级,直至确定维持哮喘控制的最低剂量。如部分控制,可考虑升级或强化升级(越级)治疗,直至达到控制。但升级治疗之前首先要检查患儿吸药技术、遵循用药方案的情况、过敏原回避和其他触发因素等情况。还应该考虑是否诊断有误,是否存在鼻窦炎、变应性鼻炎、阻塞性睡眠呼吸障碍、胃食管反流等导致哮喘控制不佳的共存疾病。

3. 如何评估儿童哮喘的控制水平?

哮喘控制水平的评估不仅包括对目前哮喘症状控制水平的评估,还有对未来风险的评估。依据哮喘症状控制水平,可以分为良好控制、部分控制和未控制(见表4)。哮喘控制评估中的主要依据的客观手段是肺通气功能检测,尽可能在哮喘诊断、长期控制治疗前、治疗后

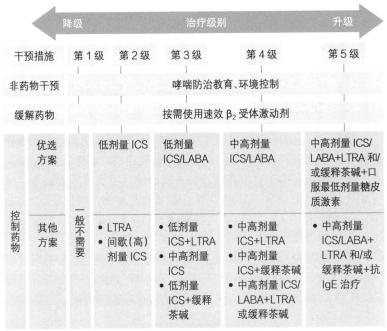

ICS:吸入性糖皮质激素;LABA:长效 β₂ 受体激动剂;LTRA:白三烯受体拮抗剂。

图2 ≥6岁儿童哮喘的长期治疗方案

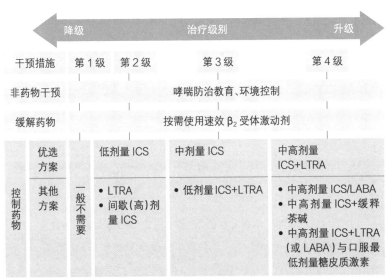

ICS:吸入性糖皮质激素;LABA:长效 β₂ 受体激动剂;LTRA:白三烯受体拮抗剂。

图3 <6岁儿童哮喘的长期治疗方案

1~3 个月这几个时间段进行肺通气功能检测。注意评估时需要综合评估最近 4 周的情况。

4. 常用的儿童哮喘临床评估工具有哪些？如何选择使用？

一些经过临床验证的哮喘控制评估工具，可以作为肺通气功能评估的补充，既适用于医师，也适用于患儿自我评估哮喘控制情况，患儿本人或在家长辅助下可以在就诊前或就诊期间完成哮喘控制水平的自我评估。这类评估工具主要基于临床表现评估哮喘控制状况，临床常用的哮喘评估工具有：哮喘控制测试（ACT）、儿童哮喘控制测试（C-ACT）、哮喘控制问卷（ACQ）和儿童呼吸和哮喘控制测试（TRACK）等。可以根据患儿年龄和就诊条件，选择合适的评估工具，进行定期评估（见表 7）。具体问卷内容见附录。在治疗过程中，根据得分可以动态了解儿童哮喘的控制水平，为制定治疗计划提供依据。

表 7　常用儿童哮喘临床评估工具比较

	适用年龄	问题设置	得分依据	控制分级	评估间隔
ACT	≥12 岁儿童及成人	5 题	每题 1~5 分，分数相加	≤19 分 哮喘未控制 20~24 分 哮喘部分控制 25 分 哮喘控制	4 周
C-ACT	4~11 岁儿童	7 题 （4 题儿童独立完成，3 题父母完成）	儿童完成：每题 0~3 分，父母完成：每题 0~5 分，分数相加	≤19 分 哮喘未控制 20~23 分 哮喘部分控制 >23 分 哮喘控制	4 周
ACQ	>5 岁儿童	7 题 （后 2 题可由医师协助完成）	每题 0~6 分，取平均分	<0.75 分 哮喘完全控制 0.75~1.5 分 哮喘良好控制 >1.5 分 哮喘未控制	4 周
TRACK	≤5 岁儿童	5 题	每题 0~20 分，分数相加	≥80 分 哮喘得到控制 <80 分 哮喘未得到控制	1 周

5. 什么是哮喘完全控制?

满足以下所有条件为哮喘完全控制:①白天无症状或症状≤2次/周;②无活动受限和夜间症状、憋醒;③不需要使用缓解药,或使用次数≤2次/周;④肺功能(呼气流量峰值或第1秒用力呼气量,PEF或FEV_1)正常或≥正常预计值/本人最佳值的80%,无急性发作。

6. 哮喘的控制药物有哪些?

哮喘的控制药物是需要每天使用并长时间维持的药物,通过长期抗炎作用减轻气道炎症,达到控制哮喘的目的,主要用于常规维持治疗。哮喘控制药物种类众多,主要包括以下几类:吸入性糖皮质激素(ICS)、长效吸入 β_2 受体激动剂(LABA)、吸入性糖皮质激素/长效吸入 β_2 受体激动剂(ICS/LABA)复合制剂、白三烯调节剂及缓释茶碱等。

吸入性糖皮质激素是哮喘长期控制的首选药物,可有效控制哮喘症状、减轻气道炎症和气道高反应性、减少哮喘发作、降低哮喘病死率。目前临床常用的吸入性糖皮质激素有三种:二丙酸倍氯米松(BDP)、布地奈德(BUD)和丙酸氟替卡松(FP)。

第二类为长效 β_2 受体激动剂,属于支气管扩张药物,可舒张气道平滑肌,增加黏液纤毛清除功能,降低血管通透性,调节肥大细胞及嗜酸粒细胞介质的释放。代表药物有福莫特罗、沙美特罗、班布特罗等。

第三类为吸入性糖皮质激素/长效吸入 β_2 受体激动剂复合制剂,具有协同抗炎和平喘作用,临床疗效相当于或优于加倍剂量吸入性糖皮质激素,并可提高患儿依从性、减少吸入性糖皮质激素的剂量,尤其适合于中至重度持续哮喘患儿的长期治疗。目前我国临床应用的吸入性糖皮质激素/长效吸入 β_2 受体激动剂复合制剂有沙美特罗替卡松气雾剂(舒利迭)、布地奈德福莫特罗粉吸入剂(信必可都保)等。

第四类为白三烯调节剂,可有效抑制半胱氨酰白三烯,改善呼吸道炎症,可作为轻度持续哮喘的替补方案或作为吸入性糖皮质激素的附加药物。我国仅有孟鲁司特钠应用于儿科临床。

第五类为缓释茶碱类药物,其疗效较低剂量吸入性糖皮质激素低,不良反应较多,目前一般不推荐用于儿童哮喘的长期控制治疗。

7. 哮喘的缓解药物有哪些?

缓解药物是指哮喘症状发生时用以缓解症状的药物,出现症状时按需使用,通过迅速解除支气管痉挛而缓解哮喘症状、减轻气道阻塞症状。主要有短效 β_2 受体激动剂(SABA)、全身型糖皮质激素、吸入型抗胆碱能药物、硫酸镁、茶碱等,以及中药、抗菌药物、免疫调节剂等。

第一类为短效 β_2 受体激动剂,短效 β_2 受体激动剂是目前最有效、临床应用最广泛的支气管舒张剂,尤其是吸入型 β_2 受体激动剂,广泛用于哮喘急性症状的缓解治疗,适用于任何年龄的儿童。常用的短效 β_2 受体激动剂有沙丁胺醇和特布他林,可吸入、口服、静脉或透皮给药。

第二类为全身型糖皮质激素,哮喘急性发作时病情较重,吸入高剂量激素疗效不佳或近期有激素口服史或有危重哮喘发作史的患儿,早期加用口服或静脉糖皮质激素可以防止病情恶化、减少住院、降低病死率。

第三类为吸入型抗胆碱能药物,如异丙托溴铵,可阻断节后迷走神经传出支,通过降低迷走神经张力而舒张支气管,其作用比 β_2 受体激动剂弱,起效也较慢,但长期使用不易产生耐药,不良反应少,可引起口腔干燥与苦味。

第四类为硫酸镁,初始治疗无反应伴持续低氧血症或治疗 1 小时后肺功能第一秒用力呼气量(FEV_1)仍低于 60% 者可考虑使用静脉用硫酸镁。

第五类为茶碱,具有舒张气道平滑肌、强心、利尿、扩张冠状动脉、兴奋呼吸中枢和呼吸肌等作用,可作为哮喘缓解药物。但由于产生治疗效应的药物浓度范围较窄,毒性反应相对较大,一般不作为首选用药,适用于对支气管舒张药物和糖皮质激素治疗无反应的重度哮喘患儿。

8. 儿童哮喘出现先兆症状时如何应对?

多数患儿在发作前均有一定的先兆症状,如咳嗽、喷嚏频作、呼吸加快、呼吸短促、咽痒等,但并非每个人、每一次哮喘发作都有明显的先兆症状,而且先兆症状的表现也是多种多样的,因此患儿本人或患儿家长就需要长期观察和总结疾病的发作规律,一旦出现症状马上按哮喘治疗原则用药,这对于迅速控制哮喘发作具有十分重要的意义。首先,家长应尽快帮助患儿脱离过敏原,告知患儿深呼吸以平复情绪,然后按照医师的指示正确地吸入身边备用药物,如无缓解或有加重趋势,请及时就医。

9. 儿童哮喘急性发作时如何治疗?

儿童哮喘急性发作期的治疗需根据患儿年龄、发作严重程度及诊疗条件选择合适的初始治疗方案,并通过门诊随访等方式连续评估患儿对治疗的反应,在原治疗基础上制定个体化治疗方案。若患儿哮喘急性发作,家长须密切观察,在第一时间内予以及时恰当的应对措施,以迅速缓解患儿的气道阻塞症状。医师应正确指导哮喘患儿和家长在出现哮喘发作征象时及时使用吸入性速效 β_2 受体激动剂,建议使用压力定量气雾剂经储雾罐(单剂给药,连用 3 剂)或雾化吸入方法给药。如自行处理后喘息症状未能有效缓解或症状缓解维持时间短于 4 小时,应即刻前往医院就诊。对于危及生命的哮喘发作患儿,应及时转入重症监护病房监护生命体征并接受进一步治疗。

10. 为什么说吸入疗法是西医治疗儿童哮喘的主要给药方式?

吸入疗法是指将药物通过呼吸进入病灶从而达到治疗效果,由于气溶胶具有很大的接触面,有利于药物与气道表面接触而发挥药效,与口服、肌肉注射等给药方式相比,药物可以直接作用于气道,具有起效快、效果好、减少药物用量及药物不良反应等优点。常见的吸入装置有雾化装置和便携式吸入装置,吸入药物包括定量压力气雾剂和干粉吸入剂。吸入治疗对于预防或减少儿童哮喘的反复急性发作、保护患儿肺功能、提高患儿生活质量有重要作用。

2023 版全球哮喘防治创议(GINA)、《中国支气管哮喘防治指南(2020 版)》及《儿童支气管哮喘规范化诊治建议(2020 年版)》等权威指南均推荐吸入疗法为哮喘防治的主要途径,并强调吸入性糖皮质激素(ICS)是哮喘的优选一线药物。雾化吸入性糖皮质激素可以有效减轻气道炎症和气道高反应性、控制哮喘症状、改善生命质量、改善肺功能、减少哮喘发作、降低哮喘病死率。吸入性糖皮质激素的同时还可以联合吸入其他具有协同作用的药物,如 β_2 受体激动剂等,能更好地治疗哮喘急性发作、婴幼儿喘息等疾病。

11. 吸入治疗的优缺点分别是什么?

儿童哮喘吸入治疗的优点包括:

(1)方便易用:吸入装置多样性,可根据不同年龄段儿童的配合程度选择不同的吸入装置,经训练后吸入治疗的使用可靠且方便。

(2)安全:吸入治疗直接将药物局部作用于肺部与气道,药物吸收入血在全身各组织的分布相对较少,一般仅为 5%~10%,副作用较小,可减少药物在全身的影响。

(3)高效:吸入治疗可以直接将药物送达呼吸道,局部药物浓度高,药物起效时间较口服药物快。

儿童哮喘吸入治疗的缺点包括:

(1)技巧性:使用吸入装置需要一定的技巧,对于年幼儿童来说需要较高的深吸气协调性,因此医护人员对家长与患儿的宣教尤为重要。

(2)需要配合使用:吸入治疗除了使用吸入性糖皮质激素,常需要配合使用其他药物来控制哮喘症状。

(3)不适用于所有人:吸入治疗对于有呼吸道器质性病变或吸入困难的患儿并不适用。

12. 常用的吸入药物有哪些?

目前常用吸入药物包括吸入性糖皮质激素、β_2 受体激动剂、抗胆碱能药物等。

(1)吸入性糖皮质激素(ICS):如二丙酸倍氯米松(BDP)、布地奈德(BUD)和丙酸氟替卡松(FP),可控制气道炎症,缓解哮喘症状。

(2)β_2 受体激动剂:短效 β_2 受体激动剂(SABA)如沙丁胺醇和特布他林,长效 β_2 受体激动剂(LABA)如福莫特罗和沙美特罗,可舒张支气管,改善呼吸道阻塞。

(3)抗胆碱能药物:短效抗胆碱能药物如异丙托溴铵,长效药物如塞托溴铵,其舒张支气管的作用较 β_2 受体激动剂弱,起效也相对较慢,但持续时间更为长久。

注:儿童哮喘的治疗药物和用量应该在儿科医师的指导下使用。

13. 常用的吸入装置有哪些?

目前常见的吸入装置有雾化吸入器、干粉吸入器(dry powder inhaler,DPI)、定量雾化吸入器(metered dose inhaler,MDI)、定量雾化吸入器 + 储雾罐(MDI+spacer)等。

根据不同年龄段儿童的配合程度来选择不同的吸入装置。

(1)雾化吸入器:常见的雾化吸入装置有压缩雾化器、超声雾化器、滤网式雾化器等。使用雾化液吸入治疗,配合度要求较低,适用于所有年龄的儿童。其中,超声波雾化器雾化量大,但雾化颗粒也比较大,一般粒径在 $9\mu m$ 左右,无法进入下呼吸道,所以一般适用于上呼吸道治疗。压缩式雾化器雾化颗粒小,一般在 $5\mu m$ 以内,可以沉积于下呼吸道,一般适用于下呼吸道治疗以及紧急情况处置。网式雾化器雾化颗粒更小,一般在 $3\mu m$ 以内,可以沉积于下呼吸道,末梢支气管以及肺泡。

(2)干粉吸入器(DPI):临床上儿童常用的是准纳器和信必可都保(布地奈德福莫特罗粉吸入剂),适用于 4~6 岁以上儿童,如 4 岁以上使用准纳器,6 岁以上可使用都保。

(3)定量雾化吸入器(MDI):对协调性和配合度要求较高,一般适用于 6 岁以上儿童。

(4)定量雾化吸入器 + 储雾罐(MDI+spacer):定量雾化吸入器 + 储雾罐的使用无年龄限制,且较定量雾化吸入器具有更高的疗效及安全度。

不同儿童对吸入方法掌握程度不同,所以仅根据年龄选择吸入装置并不可行。吸入技术是决定吸入药物效果的主要因素。因此,一定要不断地练习和检查吸入方法是否正确。此外,疾病的严重程度、家庭经济状况等都是选择吸入装置的影响因素,需要综合考虑。

14. 哪些因素会影响吸入治疗的效果?

正确的使用技巧及使用正规的吸入设备是影响吸入治疗效果的重要因素,此外还有环境、患儿身体状态等因素,都会影响哮喘患儿吸入治疗的效果。因此,医师会根据每个患儿的情况,制定治疗计划和药物剂量,并监测哮喘症状的变化。如果治疗效果不佳,需要评估可能影响治疗效果的因素并采取相应的措施来解决问题。以下列举几种常见的影响吸入治疗效果的因素:

(1)使用技巧不足:如果患儿不能正确使用吸入器,可能会导致药物无法有效送达呼吸道,药物无法直接发挥作用。

(2)未遵从医嘱:如果患儿及家长不按时使用药物或用量不当,可能会导致治疗效果不佳。

(3)感染:如果患儿伴有呼吸道感染且未得到及时治疗,可能导致感染加重,哮喘症状加剧。

(4)环境:如果患儿暴露于过多的空气污染物、过敏原或压力因素,可能会导致哮喘症状加重。

(5)并发症:如果患儿有其他的呼吸道疾病或其他并发疾病,可能会影响吸入治疗的效果。

注:吸入治疗过程中,若孩子感到身体不适,如出现头痛、头晕、心悸、手抖等状况,请立即停止使用,并告知医务人员。

15. 如何正确使用准纳器?

准纳器适用于4岁以上的哮喘患儿,市面上常见的准纳器有舒利迭(沙美特罗替卡松气雾剂)等。一般准纳器中含有60个剂量单位,每个剂量单位都是独立包装并密封,且准纳器上的计数窗内可提示所剩余的吸药次数,使治疗更为便捷可靠。正确使用准纳器的流程如下:

(1)打开:一手握住外壳,另一手大拇指放在手柄上,向外推动拇指直至听到"咔"的一声表示完全打开。

(2)上药:握住准纳器使吸嘴对着患儿自己,向外推动滑动杆发出"咔嗒"声,此时即有一次剂量可供使用,在剂量指示窗口有相应显示,不要随意拨动滑动杆以免造成药物浪费。

(3)吸入:先向外吐一口气(切记勿朝吸嘴吹气),然后将吸嘴放入唇内,快速地吸饱一口气,然后将准纳器从口中挪出,继续屏气5~10秒,缓慢恢复呼气。

(4)关闭:关闭准纳器,用拇指放推手柄,发出"咔嗒"声表示准纳器已关闭,待下次使用。

16. 如何正确使用都保？

都保适用于 6 岁以上的哮喘患儿,市面上常见的都保有信必可都保(布地奈德福莫特罗粉吸入剂)、普米克都保(布地奈德粉吸入剂)等。都保的剂量指示窗每 20 个剂量单位有数字标识,当指示窗出现红色记号"0"时提示药物已用完。如果摇晃还会发出响声,那是内置的干燥剂产生的,切勿以为还有药物继续"空吸"治疗。正确使用都保的流程如下:

拔出:旋松并拔出瓶盖,确保红色旋柄在下方。

旋转:竖直都保,握住底部红色部分和都保中间部分,向某一方向旋转到底,再向反方向旋转到底,即完成 1 次装药;在此过程中,会听到 1 次"咔哒"声。

吸入:先呼气至残气量(残气量指用力呼气末,肺内残存的气体量。),不可对着吸嘴呼气;将吸嘴置于齿间,用双唇包住吸嘴用力且深长的吸气;然后将吸嘴从嘴部移开,继续屏气 5~10 秒,缓慢恢复呼气;如需吸入多个剂量可重复上述过程。

关闭:吸入所需剂量后,使用完毕后用干净的纸巾擦净吸嘴,盖上并旋紧瓶盖,用水反复漱口,漱液吐出,不要咽下。

17. 如何正确使用雾化器？

雾化吸入装置有压缩雾化器、超声雾化器、滤网式雾化器。目前压缩雾化器是最常用的家庭雾化吸入装置,下面以压缩雾化器举例说明:

(1)将手洗净并彻底干燥。

(2)将主机放在坚固的表面上,将压缩机的电源线插入插座。

(3)通过空气导管连接主机和雾化器。

(4)将药物倒入雾化器杯中,拧上雾化杯的顶部,与面罩或咬嘴连接。

(5)患儿采取坐姿,保持药杯直立。

(6)打开机器,尽量通过嘴呼吸,直至所有药物消失,过程 10~15分钟。因为年幼患儿不能正确掌握或不能配合使用咬嘴型雾化器,建议采用面罩型雾化吸入,平静潮气呼吸。

（7）治疗结束给患儿漱口、洗脸。

（8）使用结束后应做好雾化器的清洁维护工作，避免因操作不当，造成感染。

18. 压缩雾化器的使用注意事项有哪些？

（1）雾化治疗前 30 分钟避免患儿过度进食，吸入前及时清除口腔分泌物、食物残渣，避免雾化过程中因哭闹导致恶心、呕吐等症状，或妨碍雾滴吸入。

（2）雾化治疗前需充分清除呼吸道分泌物，呼吸道分泌物多时，先叩背咳痰，必要时吸痰，有利于气溶胶在下呼吸道和肺内沉积。

（3）雾化吸入治疗前需洗脸，不要涂抹油性面霜/膏，避免脂溶性药物被面部的油性面霜/膏吸附。

（4）雾化吸入时选择坐位，对于不能采取坐位的儿童应抬高头部并与胸部呈 30°，婴幼儿可采取半坐卧位，有利于药物在终末细支气管的沉降。

（5）每次雾化用量为 3~4ml，每次雾化吸入时间为 10~15 分钟。

（6）雾化吸入过程中，垂直握持喷雾器，避免药液倾斜外溢；雾化时面罩必须紧贴口鼻部，避免漏气造成疗效下降。

（7）婴幼儿可以在开始吸入时将雾化量调至较小，逐渐调大；也可考虑在刚开始时使雾化面罩离患儿 6~7cm，然后逐步减少到 3cm 左右，最后紧贴口鼻部，让患儿逐渐适应雾化液的温度。

（8）雾化吸入过程中应密切观察不适反应，如果出现面色苍白、异常烦躁及缺氧症状，应立即停止治疗。

（9）雾化结束后，家长应及时为患儿清洁面部。用清水为其漱口，去除口腔中残留的药物，减少患儿咽部不适，降低局部念珠菌感染率；对于不会漱口的小婴儿，用棉签蘸生理盐水擦拭口腔进行口腔护理。

（10）雾化药物建议 8~30℃下避光保存，一般不可冷藏；一次未用完的雾化药物，为避免影响药物效价，保存时间建议不超过 24 小时。

（11）雾化结束后，必须进行器械的清洁和消毒，以防止雾化器污染和可能诱发的感染；待喷雾器完全干燥后，组装喷雾器放入干净的盒内备用。

（12）不同雾化装置雾化器配件更换时间亦不同，按照产品要求执行,尤其是喷雾器需要定期更换,简易喷雾器推荐使用 30 次后就需要更换;压缩器过滤芯需根据说明书及时更换,通常 1 年更换 1 次,出现明显污垢时需立即更换。

19. 如何正确使用定量雾化吸入器（MDI）？

定量雾化吸入器对患儿的协调性和配合度要求较高,一般适用于 6 岁以上患儿。许多患儿采用定量雾化吸入器吸入治疗的效果欠佳或无效,这与吸入技术掌握不当有关。其中定量雾化吸入器又可分为有储雾罐及无储雾罐的形式,下面以定量雾化吸入器 + 储雾罐（MDI+spacer）举例说明:

（1）使用前先将定量雾化吸入器摇晃 5~6 次,取下气雾剂口上的密封盖;如果初次使用或已经超过 1 周未用此药,需对外空喷 2~3 次后再使用。

（2）使用时口部远离定量雾化吸入器,用力深呼气,将定量雾化吸入器喷嘴放入口中,闭紧双唇,稍用力吸气,在吸气过程揿动阀门,喷出药液。

（3）缓慢吸气最好大于 5 秒,随之吸足气后屏气 10 秒。

（4）如需吸入第 2 剂,则要与第 1 剂间隔 30 秒。

（5）使用结束后盖上密封盖,并漱口。

（6）使用结束后清洗储雾罐,每周至少清洗 1 次。

20. 储雾罐有什么作用？

储雾罐的基本原理是提供一定的空间,使药物颗粒和罐内的空气充分混合,解决了喷药与吸气不同步问题,而且可作分次吸气,使吸入药雾增多,增加到达下呼吸道的药量,减少停留在口咽部的药量。相较于定量雾化吸入器（MDI）,定量雾化吸入器 + 储雾罐降低了吸入技术的要求,因此定量雾化吸入器 + 储雾罐的操作较为简单,无使用年龄限制。

21. 储雾罐需要更换吗？多久更换一次？

储雾罐需定期更换,储雾罐保质期因厂家不同略有差异（通常为 6

个月),若破损则应立即更换。

另外需注意:为减少药物吸附于筒壁,应尽量选用抗静电的储雾罐;为减少药物扩散,尽量选用有阀门的储雾罐;对于年幼儿童选用容量<350ml 的储雾罐较为合适;年幼儿建议使用面罩式储雾罐,年长儿可使用口含式储雾罐。

22. 吸入性糖皮质激素对儿童安全吗?

是相对安全的。过分恐惧吸入性糖皮质激素(ICS)的副作用,是导致一些患儿吸入治疗失败的重要原因。不少家长谈"激素"色变,对长期使用吸入性糖皮质激素的安全性存疑,根本原因是不了解吸入性糖皮质激素和全身性糖皮质激素的区别。长期应用全身性糖皮质激素可引起下丘脑-垂体-肾上腺轴(HPA)抑制、脂肪组织重新分布、糖代谢异常、免疫抑制等不良反应,因此不推荐儿童长期使用全身性糖皮质激素治疗。吸入性糖皮质激素在控制哮喘症状、改善肺功能、提高生活质量等方面疗效显著,且不良反应发生率低,安全性好。一般吸入治疗药量仅为全身用药量的几十分之一,避免或减少了糖皮质激素全身给药可能产生的潜在不良反应。吸入性糖皮质激素经吸入装置吸入后,大部分停留于患儿口咽部,仅有小部分沉积于肺内,因此其不良反应主要发生在口咽局部,少数患儿使用不当可出现口腔真菌感染,这种情况通过吸药后漱口、暂时停药(1~2 天)和局部抗真菌治疗即可缓解。亦有个别患儿出现声音嘶哑、咽部不适、刺激性咳嗽等,停药后症状可自行消失。长期使用吸入性糖皮质激素是否会影响儿童生长发育是家长们最关心的问题之一。研究表明,长期低剂量吸入性糖皮质激素对儿童生长发育和骨骼代谢无显著影响,吸入性糖皮质激素长期维持治疗所致全身不良反应(生长迟缓、肾上腺抑制、白内障、骨密度下降、骨折等)的风险未见明显升高。

23. 如何避免和预防吸入性糖皮质激素的副作用?

吸入性糖皮质激素大部分停留于患儿的口咽,吸药后立即清水漱口可减少局部不良反应的发生。雾化吸入时要防止药物进入眼睛,使用面罩吸药前患儿面部不能涂抹油性面霜,吸药后及时清洗脸部,以减少经皮肤吸收的药量。采用射流雾化时,应尽可能使用口器吸入

（年幼者使用面罩吸入器），密闭式面罩优于开放式面罩，远离面部的开放式面罩会减少吸入肺内的药量。呼吸节律对吸入药雾微粒量亦有影响，患儿哭吵时吸气短促，药雾微粒主要以惯性运动方式留存于口咽部，且患儿哭闹不安也使面罩不易固定，因此最好在患儿安静状态下吸药。此外，长期雾化吸入性糖皮质激素时应及时调整药物至最小有效维持剂量以进一步提高安全性，减少全身不良反应，药量调整应在医师指导下进行。

24. 不同剂型的吸入性糖皮质激素有什么区别？

目前国内有三种用于儿童雾化吸入的吸入性糖皮质激素。第 1 代：丙酸倍氯米松（BDP）；第 2 代：布地奈德（BUD）；第 3 代：氟替卡松（FP）。以定量气雾剂、干粉剂或溶液吸入。它们在肺沉积率、首关消除和口服生物利用度等方面逐步得到明显改善，全身性不良反应逐步减低。临床应用有压力定量气雾剂、干粉剂和雾化吸入混悬液等剂型。

气雾剂：丙酸倍氯米松气雾剂、布地奈德气雾剂、丙酸氟替卡松气雾剂。

干粉剂：布地奈德粉吸入剂（普米克都保）、布地奈德福莫特罗粉吸入剂（信必可都保）、沙美特罗替卡松气雾剂（舒利迭）（注：沙美特罗、福莫特罗都是长效 β_2 受体激动剂，此处属于联合用药）。一般而言，如能掌握正确的方法，使用干粉吸入剂比普通定量气雾剂方便，吸入下呼吸道的药物也比较多。糖皮质激素气雾剂和干粉吸入剂通常需连续、规律地吸入 1 周后方能奏效。

雾化溶液：布地奈德混悬液。对患儿吸气配合的要求不高，起效较快，适用于哮喘急性发作期。

一般而言，干粉吸入装置肺内沉积率高于标准颗粒定量气雾剂，软雾气雾剂和超细颗粒气雾剂在细支气管及肺泡内沉积率高于干粉剂和标准颗粒定量气雾剂。

布地奈德是世界卫生组织（WHO）儿童基药目录（适用于 12 岁以下儿童）中唯一推荐的抗哮喘吸入性糖皮质激素，是唯一被美国食品药品监督管理局（FDA）定为妊娠安全分级为 B 类的糖皮质激素（包括鼻用和吸入制剂），也是目前批准的唯一可用于 ≤4 岁儿童的雾化吸入性糖皮质激素。丙酸氟替卡松目前仅适用于 4~16 岁儿童轻度至中度哮喘急性发作的治疗。

25. 什么情况下需要口服糖皮质激素？

急性发作病情较重的哮喘或重度持续哮喘吸入大剂量激素治疗无效的患儿，应在医师指导下早期口服糖皮质激素，防止病情恶化。一般可选用泼尼松，剂量 $1\sim2mg/(kg\cdot d)$，疗程 $3\sim7$ 天。对于糖皮质激素依赖型哮喘，可采用每日或隔日清晨顿服给药的方式，以减少外源性激素对下丘脑-垂体-肾上腺轴的抑制作用。对于伴有结核病、寄生虫感染、免疫缺陷、糖尿病、佝偻病或消化性溃疡的患儿，全身给予糖皮质激素治疗时应慎重，并应密切随访。

26. 什么时候需要静脉糖皮质激素给药？

患儿严重哮喘发作时，应静脉及时给予大剂量氢化可的松（每次 $5\sim10mg/kg$）或甲基泼尼松龙（每次 $1\sim4mg/kg$），若无糖皮质激素依赖倾向者，可在短期（$3\sim5$ 天）内停药，症状控制后改为吸入激素。地塞米松抗炎作用较强，但由于血浆和组织中半衰期长，对下丘脑-垂体-肾上腺轴的抑制时间长，故应尽量避免使用或不要较长时间使用。

27. 治疗儿童哮喘的 β_2 受体激动剂有哪些种类及代表药物？

β_2 受体激动剂属于支气管扩张药，可舒张气道平滑肌，缓解气道痉挛，减轻气道黏膜充血水肿。根据 β_2 受体作用持续时间的不同，可分为短效 β_2 受体激动剂（维持时间 $4\sim6$ 小时）、长效 β_2 受体激动剂（维持时间 $10\sim12$ 小时）以及超长效 β_2 受体激动剂（维持时间 24 小时）。吸入给药是 β_2 受体激动剂最常见的给药方式。

短效 β_2 受体激动剂（SABA）：是治疗急性喘息的主要药物，代表药物有沙丁胺醇和特布他林。

长效 β_2 受体激动剂（LABA）：有较强的脂溶性和对 β_2 受体较高的选择性，吸入型长效 β_2 受体激动剂长期应用不会引起 β_2 肾上腺素能受体功能的下调。目前我国临床使用的长效 β_2 受体激动剂有吸入型的沙美特罗、福莫特罗，口服的丙卡特罗，透皮贴剂妥洛特罗。

超长效 β₂ 受体激动剂：茚达特罗、维兰特罗及奥达特罗等。

28. 短效 β₂ 受体激动剂（SABA）如何选用？

（1）沙丁胺醇：以吸入剂型为主。吸入给药时，在 5 分钟内舒张支气管，作用最强时间在 1~1.5 小时，作用持续时间为 4~6 小时。口服沙丁胺醇 15~30 分钟起效，2~3 小时达最大效应，作用维持时间为 4~6 小时。常规剂量：雾化吸入沙丁胺醇溶液，<5 岁，2.5mg/次；≥5 岁，5mg/次，用药间隔视病情轻重而定。

（2）特布他林：以吸入剂型为主。一般在吸入后 3~5 分钟起效，作用最强时间约在 1 小时，作用持续时间为 4~6 小时。口服特布他林 30~60 分钟起效，作用维持 6 小时以上。常规剂量如下：特布他林雾化液，体重<20kg，2.5mg/次；体重≥20kg，5mg/次。视病情轻重情况，每日给药 3~4 次。

SABA 按需间歇使用，不宜长期、单药使用，与吸入性糖皮质激素具有协同作用。务必在医师指导下用药。

29. 长效 β₂ 受体激动剂（LABA）如何选用？

（1）福莫特罗及沙美特罗：吸入后具有 12 小时以上的支气管舒张作用，主要以联合吸入性糖皮质激素的固定剂量组合产品，如布地奈德/福莫特罗（信必可）、沙美特罗/氟替卡松（舒利迭），用于学龄儿童及青少年哮喘长期维持治疗。不推荐单用上述长效 β₂ 受体激动剂作为支气管痉挛缓解治疗。福莫特罗是目前唯一的既是长效也是速效选择性 β₂ 受体激动剂，其支气管舒张作用可在吸入治疗剂量后约 2 分钟起效。支气管舒张效应具有剂量依赖性，可以重复给药，吸入后支气管舒张效应是沙丁胺醇的 10 倍以上。因此布地奈德/福莫特罗可作为 6 岁及以上儿童的哮喘维持和缓解用药。

（2）丙卡特罗：主要以口服片剂和溶液为主，如"美普清"。一般口服 15~30 分钟开始起效，1.5 小时左右作用最强，持续时间为 8~10 小时。常规剂量：<6 岁，1.25μg/kg，1~2 次/天；≥6 岁：25μg 或 5ml，每 12 小时一次。

（3）妥洛特罗贴剂：是首个透皮吸收型的 β₂ 受体激动剂，具有显著的支气管舒张效应，在儿童中单次经皮给药后约 14 小时可达最大血药浓度,作用持续约24小时。由于使用方便,耐受性良好,每晚贴敷1次,0.5~3岁0.5mg,3~9岁1mg,>9岁2mg,粘贴于胸部、背部及上臂部均可,用于轻中度喘息患儿。

30. β_2 受体激动剂和糖皮质激素如何联合使用?

长效 β_2 受体激动剂(LABA)与吸入性糖皮质激素(ICS)联合应用具有协同抗炎和平喘作用,可获得相当于(或优于)加倍吸入性糖质激素剂量时的疗效,并可增加患儿的依从性、减少较大剂量吸入性糖皮质激素的不良反应,尤其适用于中重度哮喘患儿的长期治疗。吸入性糖皮质激素-福莫特罗是目前指南推荐的6岁以上严重程度哮喘的首选缓解药物,2023版全球哮喘防治创议(GINA)延续2022版,提出不应单独使用短效 β_2 受体激动剂(SABA)治疗成年人和青少年哮喘,强调首选治疗为按需低剂量使用吸入性糖皮质激素-福莫特罗,并将其作为维持和缓解剂。

31. 治疗儿童哮喘的抗胆碱能药物有哪些及如何使用?

胆碱能受体活性增强是促进气道平滑肌收缩的重要因素,也是导致喘息的主要原因。阻断胆碱能受体可以舒张气道、改善肺功能,抑制黏液腺体分泌和减轻气道高反应性,从而防治哮喘。抗胆碱能药物属于支气管舒张剂,通过与呼吸道胆碱能受体竞争性结合,阻断乙酰胆碱的活性而舒张气道。抗胆碱能药物较其他支气管舒张剂治疗儿童哮喘的优势在于舒张气道的同时能减少气道黏液过度分泌和降低气道高反应性,有效改善患儿肺功能。常见的抗胆碱能药物包括短效胆碱能受体拮抗剂(short-acting muscarinic antagonist,SAMA)和长效胆碱能受体拮抗剂(long-acting muscarinic antagonist,LAMA)。

短效抗胆碱能受体拮抗剂(SAMA): 代表性药物为异丙托溴铵,通过阻断M1和M3受体与乙酰胆碱结合,使气道舒张。异丙托溴铵口服不易吸收,因此临床采用雾化吸入的给药方式直接作用于气道而发挥作用。异丙托溴铵吸入给药时全身不良反应少,在儿童哮喘治疗中相较于其他类型的支气管舒张剂安全性更高。异丙托溴铵雾化吸入后迅速起效,但起效时间较短效 β_2 受体激动剂(SABA)慢,一般15

分钟显著改善肺功能,30~60 分钟达最大效应,药效持续时间为 6~8 小时。常规剂量:体重≤20kg,每次 250μg;体重>20kg,每次 500μg。一般不单独使用短效抗胆碱能药物治疗儿童急性喘息,多与短效 β_2 受体激动剂联合雾化吸入,常用于中重度急性喘息发作时的治疗。

长效抗胆碱能受体拮抗剂(LAMA):代表性药物为噻托溴铵,通过阻断 M 受体,发挥舒张气道作用。主要应用于难治和重症哮喘,一般作为控制药物的附加治疗,不单独使用。

32. 抗过敏药物在儿童哮喘治疗中的作用是什么?

过敏原所致的炎性介质在哮喘的发病中起到很重要的作用,这些炎性介质导致支气管平滑肌痉挛、黏膜水肿、炎性损伤以及气道高反应性。其中一种为过敏性炎性介质,如组胺、白三烯、血小板激活因子等,这些炎性介质通过与其相应的受体结合发生生物效应,例如组胺的受体就是 H 受体。抗过敏药能够拮抗体内过敏性炎性介质受体从而起到抗过敏的作用,缓解支气管平滑肌痉挛、黏膜水肿、炎性损伤,改善气道高反应性,从而达到防治哮喘的目的。使用这类具有抗过敏作用的药物治疗哮喘就叫作抗过敏治疗。

33. 孟鲁司特钠为什么能治疗儿童哮喘?

白三烯调节剂包括白三烯受体拮抗剂(LTRA)和白三烯合成酶(5-脂氧化酶、ALOX5)抑制剂。目前应用于临床的主要是白三烯受体拮抗剂,以孟鲁司特钠为代表药物。孟鲁司特钠能阻断气道平滑肌中半胱氨酰白三烯的活性,预防和抑制白三烯导致的血管通透性增加、气道嗜酸性粒细胞浸润和支气管痉挛,从而发挥抗炎作用,改善气道炎症,预防哮喘发作。我国仅有孟鲁司特钠应用于儿科临床,常规的剂型规格有:颗粒剂(4mg),适用于 1~5 岁儿童;咀嚼片(4mg;5mg),2~5 岁儿童用 4mg,6~14 岁儿童用 5mg;薄膜衣片(10mg),适用于 15 岁及 15 岁以上人群。

34. 孟鲁司特钠被"黑框警告",是因为有副作用吗?

"黑框警告"是美国食品药品监督管理局对上市药物的最严重警

告形式,要求使用加黑加粗的边框将警告内容加以突出,并置于药品说明书顶端的醒目位置,用于警示医师和患者某药品有潜在风险和严重副作用及安全问题。2020 年 3 月 4 日,美国食品药品监督管理局对孟鲁司特钠发布黑框警告:抗哮喘以及抗过敏药物孟鲁司特钠(顺尔宁)可诱发严重神经精神不良事件,建议限制其用于过敏性鼻炎的治疗。少量报道显示,服用孟鲁司特钠后出现噩梦、焦虑、抑郁、睡眠障碍、攻击性行为、幻觉、过度兴奋、自杀倾向等神经精神事件。但所有药物都是双刃剑,治疗作用与副作用并存,患儿与家长应遵医嘱合理用药,如患儿服用孟鲁司特钠时出现情绪改变、行为异常等可疑情况应及时停药观察,如患儿用药期间未出现神经精神方面的不良反应,可以继续用药。临床医师在为患儿开具孟鲁司特钠时也应考虑其风险,询问患儿是否有精神病史与精神病家族史。

35. 什么是特异性免疫治疗?

特异性免疫治疗(allergen-specific immunotherapy,AIT)可以通过诱导机体对过敏原产生免疫耐受,有效预防症状加重,防止变应性鼻炎发展为哮喘,还可以降低新过敏致敏的风险,是目前唯一可获得长期疗效,改变过敏性疾病自然进程的对因治疗。

在确定患儿的过敏原后,将过敏原制成不同浓度的制剂,反复给相应过敏原皮肤试验阳性的患儿进行皮下注射,剂量由小到大,浓度由低到高,逐渐诱导患儿耐受该过敏原而不产生过敏反应。在治疗儿童过敏性疾病时,特异性免疫治疗有两种常用形式,为皮下免疫治疗和舌下免疫治疗。皮下免疫治疗需患儿前 15 周每周 1 次,之后每月 1 次至医院进行皮下注射治疗,并在每次注射后观察 30 分钟以防发生不良反应;而舌下免疫治疗需患儿每天自行舌下含服滴剂或片剂治疗。目前,国内特异性免疫治疗使用的过敏原制剂,仅有螨过敏原制剂是符合国际标准的。研究表明,特异性免疫治疗在改善哮喘患儿症状,减少吸入性糖皮质激素使用,改善肺功能,降低气道高反应性,以及预防过敏、预防症状的产生和进一步演变、预防疾病加重等方面都存在着积极作用。

36. 舌下免疫治疗适用于所有的哮喘患儿吗?

舌下免疫疗法并不适用于所有哮喘患儿。轻度和中度过敏性哮喘患儿,如果吸入性过敏原明确且难以有效避免(如花粉、尘螨),可进行脱敏治疗;未控制的重度哮喘,需要积极对症治疗,建议在哮喘控制1~3 个月后开始脱敏治疗,同时配合哮喘控制药物,比如吸入型糖皮质激素和/或支气管扩张剂。舌下免疫治疗对患儿年龄无具体的上下限,从治疗依从性、安全性和耐受性方面考虑,建议在>3 岁的患儿中开展。也就是说,对目前使用的标准化过敏原制剂没有明确过敏的儿童是无法通过相应的脱敏疗法起到对因治疗的作用。此外,哮喘发作以及年龄过小的患儿也不适宜使用舌下免疫治疗。

37. 影响特异性免疫治疗效果的因素有哪些?

由于疗程较长,因此依从性是特异性免疫治疗成功的关键因素。有调查发现,患者自行终止治疗大多发生在第一年,最常见的原因是治疗的费用问题,其次还包括不良反应、疗效欠佳等。特异性免疫治疗的依从性可以通过解决上述问题得到提高。良好的医患沟通是提高特异性免疫治疗依从性的重要保障。在开始特异性免疫治疗之前,专科医师应该与患儿及其家长进行充分沟通,解答相关疑问;在治疗过程中,应该提高管理患儿的能力,定期随访,及时解答患者问题、处理不良反应。

38. 难治性哮喘怎么治疗?

儿童难治性哮喘是指采用包括吸入中高剂量糖皮质激素和长效β_2受体激动剂两种或更多种的控制药物规范治疗至少 3~6 个月仍不能达到良好控制的哮喘。确诊为难治性哮喘后,首先应检查患儿药物应用的正确性和依从性,即吸入药物的剂型、剂量是否合适,吸入方法是否正确;许多家长因顾虑药物的安全性问题而不坚持规律用药,常在哮喘发作时用药,病情稳定后自行停药,导致哮喘控制不佳。排除以上因素后,应尽早考虑采用多种药物的联合治疗方案,并定期随访、评估,及时调整治疗方案。如增加吸入性糖皮质激素剂量,若气雾剂或干粉吸入激素效果不佳,可换用气泵雾化吸入,必要时可短期口服糖皮质激素。对已给予大剂量激素或口服激素无效的难治性患儿,可选择联合应用白三烯调节剂,如孟鲁司特钠。

39. 哮喘持续状态怎么治疗？

（1）氧疗：哮喘持续状态常有不同程度的低氧血症存在，因此原则上都应吸氧。

（2）药物治疗：①β_2受体激动药用于扩张支气管，采取雾化吸入方式给药；②一旦确诊患儿为重症哮喘，就应在应用支气管扩张剂的同时，及时足量从静脉快速给予糖皮质激素，待病情控制和缓解后再逐渐减量；③静脉给予氨茶碱，幼儿及肝肾功能障碍者，还有同时使用西咪替丁、喹诺酮或大环内酯类抗生素等药物者，应监测氨茶碱血药浓度；④抗胆碱能药物，采用雾化吸入方式给药，如异丙托溴铵（溴化异丙托品），可与β_2受体激动药联合吸入治疗，使支气管扩张作用增强并持久，尤其适用于哮喘夜间发作及痰多的患儿。

（3）纠正脱水：哮喘持续状态患者由于存在摄水量不足，加之过度呼吸及出汗，常存在不同程度的脱水，使气道分泌物黏稠，痰液难以排出，影响通气。补液有助于纠正脱水，稀释痰液，防止黏液栓形成，因此应根据患者心脏功能及脱水情况进行补液治疗。

（4）积极纠正酸碱失衡和电解质紊乱：哮喘持续状态时，由于缺氧，过度消耗和摄入量不足等原因，患儿易出现代谢性酸中毒，而在酸性环境下，许多支气管扩张剂将不能充分发挥作用，故及时纠正酸中毒非常重要。如果要立即实施机械通气，补碱应慎重，以避免过度通气又造成呼吸性碱中毒。由于进食不佳和缺氧造成的胃肠道反应，会使患儿常伴呕吐，出现低钾、低氯性碱中毒的情况，故应予以补充氯化钾。

（5）诱因和并发症或伴发症预防及处理：及时脱离致敏环境；对于感染导致哮喘加重的患儿，应积极进行针对性抗感染治疗，包括使用抗生素，但抗生素不能滥用，除非有证据表明患儿存在肺部细菌性感染，否则不提倡常规使用抗生素，另外，也应对危重哮喘并发症或伴发症进行预防及处理，包括心律失常、颅内高压、脑水肿、消化道出血等。

（6）必要时辅助机械通气治疗，结合使用镇静药物。常用的镇静药物有地西泮（安定），咪达唑仑（咪唑安定）和丙泊酚（异泊酚）等。

（7）监护：重症哮喘能引起呼吸衰竭，如不及时纠正，还可并发心、脑、肝、肾等重要脏器功能衰竭，从而危及患儿生命。此外，在插管进行机械通气时,还应警惕出现机械通气相关肺损伤。

40. 儿童哮喘合并变应性鼻炎如何治疗?

(1)环境控制:环境控制的目的是避免接触过敏原和各种刺激物,对减少哮喘与变应性鼻炎的发作均有明显作用。

(2)鼻腔冲洗:使用生理盐水或高渗盐水冲洗能直接清洗鼻腔黏膜,有效除鼻内炎性分泌物、过敏原及其他刺激性物质。多项研究表明,鼻腔冲洗可以改善变应性鼻炎患儿症状,缩短药物治疗时间,减少药物用量。

(3)药物治疗:基于儿童变应性鼻炎-哮喘综合征生理病理学的两个阶段:1)Ⅰ型变态反应阶段(速发型);2)迟发型或上、下呼吸道的慢性炎症阶段。可结合使用口服或鼻用抗组胺药、鼻用糖皮质激素和白三烯受体拮抗剂。临床推荐使用二代抗组胺药物(如氯雷他定、西替利嗪),第二代抗组胺药物起效快,抗敏作用强,疗效高,副作用少,疗效持续时间长,能显著减轻患儿的鼻部过敏症状。鼻用糖皮质激素(如布地奈德鼻喷雾剂、糠酸莫米松鼻喷雾剂)在抑制过敏反应中起着关键作用,抗敏效果明显优于抗组胺药,同时能有效治疗鼻内充血。抗白三烯药物(如孟鲁司特)尤其适用于变应性鼻炎合并哮喘的患儿,能减少支气管痉挛,减轻炎症反应。

(4)特异性免疫治疗:特异性免疫治疗对于有明确可使用标准过敏原制剂的哮喘合并过敏性鼻炎的患儿有着对因治疗的作用。

41. 儿童哮喘的常见并发症如何治疗?

儿童哮喘急性发作时,由于气体潴留,肺泡压力增高,可发生气胸、纵隔气肿。一旦发生气胸或纵隔气肿,应尽早进行外科切开排气,加速肺复张。

哮喘发作时由于呼吸道免疫功能受到干扰,患儿易并发下呼吸道和肺部感染。患儿出现感染先兆时,医师可经验性尽早应用抗生素,再根据药敏试验结果选用敏感抗生素;哮喘患儿平时应注意提高免疫力,保持气道通畅,注意环境清洁,减少感染机会。

年幼的哮喘患儿,由于胸廓发育尚未完成,易出现鸡胸、桶状胸、驼背等胸廓畸形,畸形形成后想要改变较为困难,因此应早期、规范治疗哮喘,减少发作,避免造成患儿胸廓畸形。

哮喘长期反复发作可造成气道重塑,并发支气管扩张,甚至发生呼吸衰竭。并发感染、治疗用药不当、气胸、肺不张、肺水肿等均是呼吸衰竭的常见诱因。一旦发生呼吸衰竭,出现严重缺氧、二氧化碳潴留、酸中毒等,哮喘的治疗将更为困难。此时,应尽量消除、减少呼吸衰竭诱因,避免呼吸衰竭的发生。

42. 中医对于儿童哮喘的治疗原则是什么?

中医将儿童哮喘主要分为发作期、迁延期、缓解期,分期而治。发作期以攻邪治标为主,分寒热随证治疗;迁延期祛邪扶正兼顾,祛邪不宜攻伐太过,扶正应辨别脏腑,补其不足;缓解期扶正治本为主,以补肺固表、补脾益肾为主,调整脏腑功能,祛除生痰之因。哮喘属顽疾,总的治疗原则不离坚持长期、规范、个体化治疗,宜采用多种疗法、中西医结合治疗。

43. 中医如何辨证治疗儿童哮喘?

中医治疗儿童哮喘强调分期论治,分为发作期、迁延期、缓解期,各期证型各有不同。

(1)发作期可分为寒性哮喘证、热性哮喘证、外寒内热证。寒性哮喘证当温肺散寒、涤痰定喘,推荐选用小青龙汤合三子养亲汤加减治疗;热性哮喘证当清肺涤痰、止咳平喘,推荐选用麻杏石甘汤合苏葶丸加减治疗;外寒内热证当解表清里、降气平喘,推荐选用大青龙汤加减治疗。

(2)迁延期可分为气虚痰恋证和肾虚痰恋证。气虚痰恋证治当消风化痰、益气健脾,推荐选用人参五味子汤合射干麻黄汤加减治疗;肾虚痰恋证治当泻肺祛痰、补肾纳气,上实者宜选用苏子降气汤加减,下虚者宜选用都气丸合射干麻黄汤加减。

(3)缓解期可分为肺脾气虚证、脾肾阳虚证、肺肾阴虚证。肺脾气虚证应补肺固表、益气健脾,推荐选用人参五味子汤合玉屏风散加减治疗;脾肾阳虚证应健脾温肾、固肾纳气,推荐选用肾气丸加减治疗;肺肾阴虚证应补肾敛肺、养阴纳气,推荐选用麦味地黄丸加减治疗。

44. 治疗儿童哮喘的常用中成药有哪些?

目前市面上专门用于治疗儿童哮喘的中成药不多,说明书明确写明可用于治疗儿童哮喘的专用中成药主要有:小儿定喘口服液和哮喘宁颗粒,均为治疗儿童哮喘发作期属于热性哮喘的中成药。

小儿定喘口服液是第一个用于治疗儿童哮喘发作期的儿童专用药,主要由麻黄、苦杏仁(炒)、莱菔子、葶苈子、紫苏子、黄芩、桑白皮、石膏、大青叶、鱼腥草、甘草制成。具有清热化痰,宣肺定喘的功效。用于小儿支气管哮喘急性发作期轻症,中医辨证属肺热咳喘者。症见:咳喘哮鸣,痰稠难咯,发热或不发热,小便黄赤,大便干结,舌质红赤,苔黄。儿童用法用量:口服,2 岁及 2 岁以内 1 次 5ml,3~6 岁 1 次 10ml,7~10 岁 1 次 15ml,10 岁以上 1 次 20ml,1 日 3 次。此药最适合热性哮喘,须在医师的指导下辨证选用。

哮喘宁颗粒主要由桂枝、黄芩、牡丹皮、甘草制成,具有宣肺止咳、清热平喘之功效。主要用于肺热哮喘,儿童用法用量:开水冲服,5 岁以下儿童 1 次 5g,5~10 岁 1 次 10g,11~14 岁 1 次 20g,1 日 2 次。

另外,《儿童哮喘中医诊疗指南》中推荐的中成药还有:小儿咳喘灵口服液、小儿肺热咳喘颗粒,也是用于热性哮喘。槐杞黄颗粒、玉屏风颗粒则用于哮喘缓解期肺肾阴虚、肺脾气虚证。这些中成药非治疗儿童哮喘的专用药,因有儿科临床应用循证证据,故推荐,亦需要在专科医师指导下谨慎使用。目前针对儿童哮喘发作期寒性哮喘和外寒内热证的中成药尚无,值得开发研究。

需要注意的是,不管何种中成药,都应在正规医疗机构的专科医师辨证指导下应用,不能盲目使用。

45. 中医治疗儿童哮喘有哪些特色疗法?

中医治疗儿童哮喘具有多种特色疗法,包括敷贴疗法、推拿疗法、针灸疗法、耳穴疗法等。因为这些疗法具有操作简便、痛苦小、安全性高的优点,所以越来越被患儿及家长选择和认可。其中敷贴疗法、推拿疗法、针灸疗法在本书后面会有专门论述。耳穴疗法是根据中医经络学说以王不留行子代替针具持续压迫耳穴的疗法,又称耳穴压豆,具有疏通气血、改善机体功能、促进新陈代谢、提高机体免疫功能、增强体质的作用。临床运用该法治疗哮喘,常选用肺、肾、支气管、平喘等为主穴,以宣通肺气、化痰定喘。耳穴压豆操作简单,疗效可靠。无论何种外治疗法均为医疗操作,存在一定医疗风险,须在正规医疗机构的专业医师指导下进行。

46. 如何运用敷贴疗法干预儿童哮喘?

敷贴疗法是指将中药敷贴于特定穴位上的一种治疗,是临床用于防治哮喘的传统外治法之一,包括三伏贴、三九贴、伏九贴、平时贴等多种敷贴方式。儿童肌肤娇嫩,毛细血管丰富,更易吸收敷贴药物,且此法操作简便、痛苦小,故尤其适合儿童。常选用肺俞、定喘、膻中、大椎、膏肓、脾俞、天突、肾俞及膈俞等穴位,常用药物多为白芥子、细辛、甘遂、延胡索、肉桂、生姜(汁)及人工麝香等。

其中,三伏贴多在夏季"三伏天"(即自然界阳气最盛的时节)进行,依据中医"冬病夏治"理论,能有效减少哮喘患儿秋冬季发作。三九贴多在每年"三九天"进行,"三九"即"冬至"后的第三个九天,在节气上为"大寒",是一年中最冷的日子。在此时节用药物敷贴穴位,不仅能巩固夏日三伏贴的效果,还能预防冬季哮喘发作,达到祛除和预防呼吸道疾病的目的,使患儿获得更理想的疗效。以上两者的结合,称为伏九贴,顾名思义就是指在三伏天和三九天都进行穴位敷贴,综合三伏贴及三九贴两者的特点,达到冬夏皆治的效果。伏九贴将人体阴阳与四季气候有机结合,扶正祛邪,调补阴阳,提高机体免疫力,达到防治疾病的目的。除此之外,还有一种平时贴,即贴敷不拘于时。此法适用面更广,哮喘发作期、迁延期、缓解期的患儿均可辨证选用药物进行敷贴,辅助治疗。

敷贴疗法简便易行、较为安全,但仍有些地方需要注意:①敷贴年龄应大于1岁。②敷贴时间一般在0.5~4小时,根据病情需要个别患儿时间可适当延长,如有明显不适可随时揭去药贴。③个别敏感体质患儿在敷贴后,局部皮肤有可能出现发红、微痒及烧灼感,或局部出现小水疱,属敷贴后的正常反应,可缩短敷贴时间,提前揭去药贴,无须特殊处理。切忌抓挠,令水疱自然吸收即可。如水疱过大,可至医院进行处理,不可在家自行挑破,以免感染。④敷贴期间禁食生冷、油腻及辛辣刺激性食物等。⑤穴位敷贴药物和穴位均需专业医师进行评估后选用,家长千万不可在家随意给孩子敷贴,以免发生意外。

47. 如何运用推拿疗法干预儿童哮喘?

推拿疗法是干预儿童哮喘的常用外治法之一。轻柔缓和的推拿手法可以刺激局部免疫器官,激发经气,使气至病所发挥作用,增强儿童的免疫能力,维护机体内环境的平衡和稳定。根据儿童哮喘发作期、迁延期、缓解期的不同,可选用不同推拿手法。发作期、迁延期以降气平喘、清热化痰或温化寒痰为主,推拿手法主要有:①清肺经。穴位:无名指末节掌面。操作:用拇指从患儿的无名指指根向指尖方向单向直推,共推 100 次。②揉天突穴。穴位:位于颈部,前正中线上,胸骨上窝中央。操作:用拇指指腹揉按天突 1~2 分钟,以局部皮肤潮红为度。③揉膻中穴。穴位:位于胸部,前正中线上,平第四肋间,两乳头连线的中点。操作:用拇指指腹揉按膻中穴 1~2 分钟,以局部皮肤潮红为度。④揉肺俞穴。穴位:位于背部,第三胸椎棘突下,旁开1.5 寸。操作:用双手拇指指腹推揉肺俞穴 1~2 分钟,以局部有酸痛感为度。

缓解期以补益肺脾肾、纳气定喘为主。推拿手法主要有:①补脾经。穴位:拇指末节外侧手掌手背交界处。操作:用拇指螺纹面从患儿指尖向指根方向直推,反复 100 次。②推肾经。穴位:小指掌面指尖至指根之间。操作:用拇指螺纹面从患儿小指指尖向指根方向直推,反复 200 次。

推拿疗法安全性高、痛苦小,易于为患儿及家长接受。但也有一些注意事项需要家长们重视:①推拿后要注意避风寒,帮孩子穿好衣服,如果室外温差大,最好在室内休息几分钟再出去,因为刚做完推拿后,孩子的毛孔还没有完全关闭,有受凉感冒的可能。②推拿后应注意休息,不要过多地玩耍,消耗体力,体力消耗过多不利于正气的养护,正气不足就不能及时驱邪外出。③饮食上要注意不要吃寒凉生冷、肥甘厚腻的食物,以防加重脾胃的负担,造成痰湿内生。④小儿推拿虽然无创、风险较小,但还是属于医疗操作,须在正规医疗机构由专业医师进行操作。

48. 如何运用针灸疗法干预儿童哮喘?

针灸疗法是传统中医的主要外治法之一,也常用于儿童哮喘的治疗。中医认为，肺为娇脏，易受外邪侵袭，且小儿形气未充，极易引发伏痰，导致哮喘发作。通过针灸手太阴肺经等经络腧穴及相关穴位，可以调整肺气的升发肃降功能。临床上主要根据哮喘分期选取不同穴位进行治疗，发作期主穴选取肺俞、定喘、曲池、足三里等；痰多者，加丰隆；外感者，加合谷；寒喘者，加大椎、风门；热喘者，加鱼际；鼻塞、流涕者，加迎香。迁延期主穴多选取肺俞、定喘、足三里等；脾虚者，加脾俞；肾虚者，加肾俞、太溪。缓解期主穴多选取肺俞、脾俞、肾俞、足三里、太溪等；痰多者，加丰隆；咳嗽乏力者，加气海。

需要注意的是，一般婴幼儿针刺宜浅刺、速刺，不留针；3~7 岁配合的患儿可适当留针 10~15 分钟；7 岁以上患儿可留针 30 分钟。针灸疗法需由具备相关专业知识的正规医疗机构的专科医师施行。

49. 哮喘治疗选择中医还是西医？

中西医治疗哮喘各有利弊。西医治疗起效快，可迅速控制哮喘急性发作症状，危急时可挽救患儿生命；但由于西医治疗方案较为复杂，特别是吸入疗法对装置和技术有较高要求，小年龄的患儿不易掌握，加之家长担心药物副作用，导致患儿治疗依从性较差，难以坚持长期规范化治疗，容易出现哮喘控制不佳的情况。另外，部分患儿对西药不敏感或耐药，也会导致单纯西医治疗临床疗效不理想。中医对于儿童哮喘的防治具有独特优势，可以做到标本兼治，且安全性较高。除传统内服汤药外，中医特色疗法对于儿童哮喘的防治亦有良好疗效，越来越被患儿及家长认可和接受；但内服中药口感不佳，患儿服药困难，给中医药防治儿童哮喘造成了一定阻碍。

临床上，医师与家长需要根据哮喘患儿的具体情况灵活选择，对于轻中度发作，建议可以单纯用中医或西医治疗，对于重度、危重度发作或哮喘持续状态，应中西医结合救治。临床控制期（缓解期）可以单纯采用中医或西医方案，也可以采用中西医结合进行治疗。

50. 中医药治疗儿童哮喘有哪些优势？

（1）儿童哮喘规范化的西医治疗往往是通过吸入性糖皮质激素及 β_2 受体激动剂等方式，患儿家长考虑到药物副作用后常会擅自停药，这也是导致部分患儿哮喘控制不佳的原因之一。中医药具有降低激素用量,减轻激素副作用等优势,对于轻中度哮喘患儿,单独应用中医药治疗便可以达到良好的临床疗效。

（2）中医药治疗哮喘包括了汤剂、膏方、针灸、穴位敷贴、小儿推拿等多种有效治疗方式,可有效提高患儿的治疗依从性。

（3）中医药治疗是根据儿童体质及病证特点辨证施治,一人一方,针对性更强。可以在治疗哮喘的同时达到固护脾胃,消积通便,补肾益精等全面的调理作用。

（4）中医药治疗重在防治结合,可通过冬病夏治等方式达到未病先防的效果,对于既往有喘息史的患儿,中医药治疗可能具有降低其发展为持续性哮喘的风险的作用。

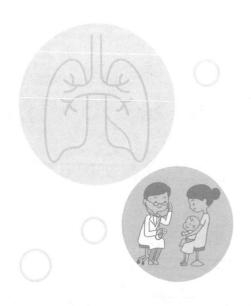

七、儿童哮喘的预防与中医治未病

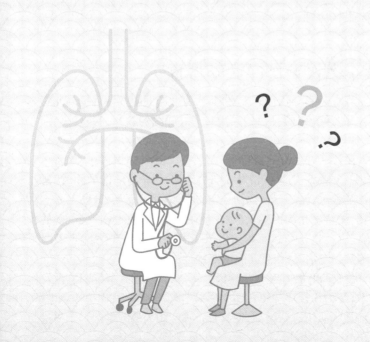

1. 如何做好儿童哮喘的管理?

儿童哮喘作为一种慢性疾病,需要进行长期规范化管理,患儿与家长的教育和自我管理尤其重要。提高哮喘管理水平是提高哮喘控制水平的基础。管理的目的是主动对哮喘实行全过程的监控和指导,阻止病情进展,防止并发症,提高患儿及其家庭的生活质量。自我管理的内容包括:

(1)进行哮喘健康教育,建立并完善哮喘档案,学习哮喘疾病知识,避免危险因素,学习吸入装置操作与吸入技术,学会根据症状和/或呼气流量峰值(PEF)监测患儿病情,学习哮喘急性发作识别与处理方法,定期随访监测等。

(2)学习使用哮喘管理工具,如哮喘日记、哮喘评分表、PEF 监测、哮喘管理类 AAP 等。中国儿童哮喘行动计划(China Children's Asthma Action Plan,CCAAP)(详见"九、与儿童哮喘相关的组织、活动和项目等"第 3 问)作为一种哮喘自我管理工具,有助于儿童哮喘的长期规范化管理,大力推广中国儿童哮喘行动计划的使用,可以从多方面有效地提高哮喘患儿的自我管理水平,改善哮喘患儿的生活质量及预后。

2. 如何做好儿童哮喘的教育?

健康教育是哮喘管理的重要部分,有效的健康教育是提高儿童哮喘控制水平、改善哮喘预后的关键。做好哮喘的教育,需要社会多方共同努力。

(1)在社区开展儿童哮喘健康教育:①开展知识讲座,普及哮喘疾病知识。提高患儿与家长对哮喘的认知,纠正对哮喘认识的谬误。②建立"哮喘儿童俱乐部",增加哮喘儿童之间的互动,鼓励患儿主动配合用药,缓解患儿抗拒甚至害怕用药的情绪。③强化社区医师的作用,为辖区患儿建立哮喘档案,指导患儿规范治疗与自我管理,及时了解患儿哮喘控制情况,在患儿病情变化时及时处理。

(2)在校园开展儿童哮喘健康教育:①校医需具备哮喘急性发作处理经验,并为在校哮喘患儿建立哮喘档案,定期开展哮喘知识讲座。②对生活教师队伍进行培训,使其具备哮喘相关的医学常识。尽量为哮喘患儿提供较好的环境,如保持教室通风、合理使用空调等。体育老师可引导缓解期的哮喘患儿进行适当的体育锻炼,提高身体素质。

（3）利用互联网平台开展儿童哮喘健康教育,建立共同参与型医患关系,为患儿提供健康信息:利用互联网医院,帮助医师对患儿进行全程管理,定期评价儿童哮喘的控制状况,评估家庭对患儿的管理情况,患儿与家长也可以利用手机获取相关知识。推广使用中国儿童哮喘行动计划的手机版 App——"悠然呼吸" App,鼓励并指导医师、患儿与家长使用"悠然呼吸" App,强化哮喘患儿的自我管理(详见"九、与儿童哮喘相关的组织、活动和项目等"第3问)。

3. 什么是儿童哮喘的三级预防？

一级预防（primary prevention）:也称为病因预防,指在接触哮喘诱发因素或哮喘发生之前就采取预防措施,防止易感个体发生哮喘。预防措施主要是改善环境,避免接触过敏原,消除可能诱发哮喘的各种危险因素。一级预防的重点对象是围生儿(孕妇怀孕满28周的胎儿至产后7天的新生儿)和婴幼儿,但是目前由于观念和条件的限制,普及实施并不理想。

二级预防（secondary prevention）:是指在哮喘的临床前期早发现、早诊断、早治疗,可以明显地降低哮喘的发生率、减轻病情的严重程度。如患有特应性皮炎的婴幼儿多为过敏体质,易发展为哮喘,使用 H1 受体拮抗剂(如氯雷他定、西替利嗪等)药物可在一定程度上预防未来哮喘的发作。

三级预防（tertiary prevention）:又称为临床预防,指在已经确诊哮喘后尽量避免接触过敏原,积极治疗,防止病情恶化,减少并发症的发生,提高生存质量,降低病死率。由于哮喘的诱发因素很多,有的哮喘患儿可能只对其中的一种因素敏感,也有部分患儿对其中的多种因素敏感,因此很难做到完全避免。

4. 什么是"治未病"？

"治未病"是中医学核心理念之一,泛指以强健身体,和畅情志,顺应自然变化,提高人体正气为目的,采取适宜的中医药防治技术,避免、阻止疾病发生或进一步发展的防治原则。包括未病先防、既病防变、瘥后防复等。

未病先防：即通过各种养生调摄活动，提高人体正气，避免邪气入侵，使身心处于最佳状态。

既病防变：即预知疾病可能累及的其他脏腑，及早对这些部位进行固护，防生他疾。

瘥后防复：即在疾病向愈或康复后对身体加以调养，提高身体素质，防止疾病复发。

5. 为什么提倡应用"治未病"理论干预儿童哮喘？

随着疾病谱的改变，当前社会的医学模式已经逐渐转变为以防治结合为主导的生物—心理—社会医学模式。医学研究和服务的对象从以往的已病人群逐渐扩展到未病人群，医学重心从治疗向预防前移。儿童哮喘作为一种慢性病，具有反复发作、迁延难愈的特点，需要长期治疗。中医治疗哮喘善于防患于未然与治病求本，具有疗效显著、毒副作用小、降低复发率等优势。在"治未病"思想指导下，结合"体质学说"指导儿童哮喘的预防与治疗，可以调理患儿的偏颇体质，改变哮喘的易感性，降低哮喘复发率，预防严重并发症。

6. 只有在哮喘未病之时才能"治未病"吗？

"治未病"思想贯穿儿童哮喘防治的各个阶段。对于易患哮喘的高危儿，应在未病之时预防调护，去除容易诱发哮喘的病因，提前干预，防止哮喘发生。患儿出现鼻塞、鼻咽作痒、喷嚏、咳嗽、胸闷等先兆症状时，应早期干预，减少哮喘发作的机会。哮喘发作期应以祛邪为主，积极治疗，防止哮喘加重或持续。迁延期治疗时，应扶正与祛邪并举，防止哮喘反复。缓解期重在扶正补虚，防止哮喘复发。

7. 中医治未病与西医预防医学（三级预防）的关系是什么？

中医治未病思想分为"未病先防，既病防变，瘥后防复"三个阶段，其中"未病先防"是指在疾病未发生之前，采取各种预防措施，增强机体的正气，消除有害因素的侵袭，以防止疾病的发生。"既病防变"

是指在疾病发生的初始阶段,应早期诊断、早期治疗,以防止疾病的发展与传变。"瘥后防复"是指疾病初愈之后要注意调护,促进功能康复,防止伤残及复发或复生他病。

西医预防医学中根据疾病的发展过程及特点,把预防策略按等级分为三级。第一级预防又称为病因预防,是指在疾病尚未发生时针对病因或危险因素采取措施,预防或推迟疾病的发生。类似于中医治未病思想中的"未病先防"。第二级预防又称为临床前期预防,通过早期发现、早期诊断、早期治疗的"三早"预防措施来使疾病在早期就被发现和治疗,类似于中医治未病思想中的"既病防变"。第三级预防又称临床预防,针对已明确诊断的患者防止伤残和促进功能恢复,提高生存质量,延长寿命等,类似于中医治未病思想中的"瘥后防复"。

8. "治未病"与儿童体质调理有什么关系?

体质是疾病发生的土壤,参与疾病病机与证候的形成,同时影响病程与疾病转归。过敏性疾病与过敏体质密切相关,过敏体质儿童更易罹患哮喘等过敏性疾病。对于过敏体质而未发病的哮喘高危儿,积极调理其体质,可以改善过敏体质,阻断过敏进程,预防哮喘发生,做到"未病先防"。对已经患病的哮喘患儿,应根据疾病的病机及证候特征对其进行治疗,兼顾体质调理,辨体、辨病与辨证结合,防止哮喘加重或持续,做到"既病防变"。对于哮喘缓解期患儿,着重调理体质,防止哮喘复发,实现"瘥后防复"。

9. 儿童哮喘"治未病"措施有哪些?

儿童哮喘的"治未病"措施种类多样,主要分为药物疗法和非药物疗法。药物疗法包括中药汤剂、中成药、膏方等;非药物疗法包括穴位敷贴、针灸、推拿等;同时起居、饮食、运动、心理调护均为"治未病"常用的干预措施。

10. 三伏贴可以防治儿童哮喘吗?

可以。三伏贴是指在三伏节气将药物调成膏状、糊状或饼状敷贴于体表特定穴位,从而防治疾病的一种外治法。通过药物以及药物对穴位刺激的共同作用,调理脏腑阴阳,疏通经络气血。主要适用于儿童哮喘的迁延期和缓解期,发作期不建议敷贴。

11. 所有孩子都适合贴三伏贴吗?

并非所有的孩子都适合三伏贴。三伏贴的适宜人群主要是气虚质、阳虚质、痰湿质及特禀质的哮喘患儿,阴虚质及内热质的患儿则不宜使用。此外,对敷贴药物、辅料或胶布过敏,患有接触性皮炎或敷贴部位皮肤破损,发热或处于感染性疾病急性期,严重心肝肾功能不全,有出血或出血倾向性疾病,有结核、恶性肿瘤等消耗性疾病的孩子,均不宜贴三伏贴。

12. 三伏贴贴多久以及贴敷需要注意些什么?

三伏贴的敷贴时间是在农历夏至后的三伏天,于初、中、末伏的第1日各敷贴1次,亦可在三伏天期间每3日敷贴1次。以白天为宜,9:00~13:00 为最佳的贴敷时间。具体时间视患儿皮肤耐受情况调整,不宜贴敷过久,1~3 岁患儿每次敷贴 0.5~2 小时即可,3 岁以上患儿每次敷贴 2~4 小时。初次敷贴时间宜稍短,以皮肤潮红为宜,若患儿不能耐受,需提前取下。1 个疗程为 3 年,可敷贴 1~2 个疗程。根据哮喘患儿病情轻重及敷贴疗效决定敷贴疗程,病情较重、病程较久的患儿可敷贴更多疗程。

13. 三伏贴和三九贴可以一起贴吗?

可以。"夏养三伏,冬养三九",三伏贴与三九贴配合贴敷效果更好。三九贴是对三伏贴的补充与延续,可以巩固三伏贴的疗效。如果夏天错过了三伏贴,冬天仍然可以贴三九贴。

14. 哮喘患儿适合服用膏方吗?

膏方具有作用广泛、缓释而持久,整体调治等优势,但并非所有的哮喘患儿都适合服用膏方。哮喘患儿服用膏方应注意时机,膏方应在儿童哮喘迁延期适时介入,可使患儿从迁延期尽快进入缓解期。

此时伏痰未消,气逆未平,肺、脾、肾三脏不足,邪正相争,势均力敌,形成本虚标实之证,治疗上应标本同治、扶正祛邪兼顾,同时掌握好扶正祛邪药物的配伍比例。进入缓解期后,膏方调治重在扶正补虚、肺脾肾三脏同调。膏方配制要充分考虑患儿体质再去遣方用药,肺脾气虚者治以健脾益气、补肺固表,肺肾阴虚者治以滋肾养阴、敛肺纳气,脾肾阳虚者治以健脾温肾、固摄纳气,可在玉屏风散、参苓白术散、补中益气汤、六味地黄丸等方剂基础上加减。使用膏方时,需注意掌控好药性寒热及药力大小,不可过于温补,以防助热伤阴,同时应依据哮喘合并症加入相应药物,体现整体治疗的思路。膏方的配制应在正规医疗机构由专业医师辨证、辨体(体质)配制,切不可盲目进补。

15. 哮喘患儿如何进行饮食调养?

哮喘患儿饮食宜清淡而富有营养,禁食明确过敏食物,忌食生冷油腻,少进辛辣甜食,慎食或少食海鲜鱼虾等可能引起过敏的食物,同时应根据儿童体质"辨体施食"。

16. 肺脾气虚质的患儿适合哪些食疗药膳?

肺脾气虚质的患儿食宜健脾益气,补土生金。饮食有节有度,保证机体所需的营养摄入,切勿饮食过量,勿进生冷饮食。适当多进有益的食物及药食两用的品种。常用食(药)材有黄芪、党参、白术、苍术、陈皮、茯苓、杏仁、大枣、枸杞子、胡桃肉、乳鸽等。推荐食疗方如下:

(1)黄芪蒸鸡:嫩母鸡 1 只(1 000g 左右),黄芪 30g,精盐 1.5g,绍酒 15g,葱、生姜各 10g,清汤 500g,胡椒粉 2g。隔水蒸,吃肉喝汤。

(2)党参黄芪粥:党参 15g,黄芪 15g,山药 30g,粳米 60g。将党参、黄芪(用纱布包好)、粳米、山药洗净,全部用料一起下锅,加清水适量,文火煮成粥(弃黄芪包)。随量食用。

(3)龙眼洋参茶:西洋参 6g,龙眼肉 30g,西洋参浸润、切片,与龙眼肉、白糖少许同入盆,加适量水,置沸水锅内煮 30 分钟。吃西洋参、龙眼肉,饮药液。

17. 脾肾阳虚质的患儿适合哪些食疗药膳?

脾肾阳虚质的患儿食宜健脾温肾,固摄纳气。加强营养,注意饮食调护,忌食生冷寒凉之品,患病时慎用苦寒攻伐之品,可服用一些具有温阳益气作用的食物。常用食(药)材有山药、山茱萸、枸杞子、菟丝子、杜仲、肉桂等。推荐食疗方如下:

(1)当归生姜羊肉汤:羊肉 500g,当归 20g,生姜 30g,炖汤食用。

(2)山药肉桂粥:新鲜山药 150g,肉桂 5g,粳米 100g。山药去皮洗净切丁,肉桂洗净布包,粳米淘洗干净备用。三味入砂锅,加水适量熬成粥。

(3)鹿角奶:牛奶 150ml,鹿角胶 10g,蜂蜜 30ml。将牛奶放入锅中加热,煮沸前即兑入鹿角胶,小火缓慢加热,用筷子不停搅拌,促使胶体烊化,待鹿角胶完全烊化后停火晾温,最后加入蜂蜜,搅拌均匀。每日分 2 次服用。

18. 肺肾阴虚质的患儿适合哪些食疗药膳?

肺肾阴虚质的患儿食宜补肾敛肺,养阴纳气。适当多饮水,进食含汁较多的水果,如梨、甘蔗、藕等;少进温燥食品,如羊肉、牛肉、辣椒、干果、炒货等。常用食(药)材有北沙参、麦冬、地黄、玉竹、石斛、西洋参、百合、枸杞子等。推荐食疗方如下:

(1)沙参玉竹老鸽汤:老鸽 2 只,北沙参 20g,玉竹 20g,麦冬 15g,姜 5g。老鸽洗净去内脏,上药洗净一同放入锅中,加水适量,武火煮沸,再用文火炖至鸽肉熟烂即可。

(2)麦冬甘草粥:麦冬 15g,甘草 10g,大米 100g。将麦冬去心,甘草切片,与大米一起熬粥。

(3)双参蜜耳饮:西洋参 10g,北沙参 15g,银耳 10g。银耳水发,洗净捞出,西洋参、北沙参放入银耳中,加足量的水慢炖,汤稠后加蜂蜜即可。

19. 特禀质的患儿适合哪些食疗药膳?

特禀质的患儿宜适当多进甘蓝、柑橘类、糙米、荞麦等食物,禁食明确过敏的食物,慎食或少食可能引起过敏的海鲜、虾蟹、花生、鸡蛋、牛奶、牛肉、羊肉、咖啡等食物及辛辣食物、热带水果。常用食(药)材有黄芪、白术、防风、乌梅等。推荐食疗方如下:

（1）固表粥:乌梅 15g,黄芪 20g,当归 12g,粳米 100g。以上食材放入砂锅中加水煮开,小火慢炖成浓汁后取出,用汁煮粳米,加冰糖即可。

（2）葱白百合粥:粳米 100g,百合 30g,薄荷 6g,葱白 10g。粳米、百合加水煎煮 45 分钟左右,最后加入葱白、薄荷,调味服用。

20. 哮喘患儿需要吃保健品吗?

不需要。保健品适用于特定人群食用,不以治疗疾病为目的。部分患儿家长在选择保健品的时候可能会误以为保健品是治疗药物,让患儿过多地食用保健品而影响哮喘患儿的正规治疗,这是不对的。保健品往往会含有一些特殊的动植物蛋白或以高蛋白为主要成分,食入后反而增加患儿哮喘发作的风险。部分保健品如蜂王浆、燕窝、鹿茸等,儿童服用后也可能产生性早熟等副作用。因此,只要患儿在平常饮食过程中不挑食、不厌食就可以均衡摄入所需的营养物质,无须额外再吃保健品。

21. 如何远离尘螨?

尘螨是诱发哮喘的主要过敏原之一,尘螨过敏是哮喘反复发作的重要因素。因此,存在尘螨过敏的哮喘患儿避免接触尘螨是预防过敏性哮喘的有效方式。

尘螨喜好温暖潮湿的环境(温度 20~30℃,湿度 70%~75%),所以被子很容易成为尘螨的温床,约 90% 的尘螨在床上的被芯、床垫和枕芯中,其余如衣柜、窗帘、地板灰尘等地方均有尘螨的存在。从季节来说,梅雨季到夏天的这段时间,尘螨会快速增加。从地域看,广东、浙江、江苏、上海、福建等东南沿海地区更利于尘螨的生长繁殖。

去除尘螨是避免接触尘螨的可靠方式。那如何去除尘螨呢?从尘螨的生存环境出发,尘螨在温度 50℃ 以上,温室湿度 50% 以下就会死亡,所以可通过日晒、烘干的方法,尽可能保持床上用品的干燥状态。从尘螨的繁殖角度出发,尘螨从卵到孵化需要 1~2 周,所以至少每周清洗 1 次枕套、被套与床单,包括软玩具等。值得注意的是,比起活着的尘螨,死掉的尘螨尸体及其排泄物更是诱发哮喘的严重隐患。活的尘螨体内含有水分所以较重,鼻子无法直接吸入;但干燥后的尘螨尸体及其排泄物会逐渐变成粉末状,容易与灰尘一起被吸入体内。因此,在勤晒被子的同时,还要注意用吸尘器吸除床上的尘螨尸体及其排泄物。因为尘螨的排泄物具有易溶于水的特性,所以每周清洗枕套、被套与床单也有助于排除隐患。除此之外,选择孔径不超过 $20\mu m$ 的床上用品、木质家具和百叶窗,避免选择地毯、布窗帘等布艺制品,均可减少孩子接触尘螨的可能。

22. 如何避免接触花粉?

从实际出发,哮喘患儿不可能完全避免花粉接触,只能尽量减少。可从以下方面尽量避免花粉接触:

(1)合理规划户外活动时间和地点:哮喘患儿应避免在花粉浓度较高时进行户外活动。从季节来看,春季以及夏秋交际花粉较多,一般集中在 3~5 月份和 8~9 月份。从一天的时间来看,大多数植物在上午 5~9 点传授花粉,且起风的日子会加快花粉的传播。从地点来看,公园等花草树木较多的地方,属于花粉浓度较高的区域。另外,在户外活动时,应避免周边出现宠物,尤其是在有风状态下。

(2)进行户外活动时做好防护:在户外,尤其是花粉较多时,注意佩戴口罩和防护眼镜,阻止花粉与结膜、鼻黏膜等接触。建议使用 N95 级别口罩最佳,同时不可使用气阀装置,因为气阀反而增加了花粉等过敏原进入口罩内部的可能。使用普通医用口罩也可以起到短期防护的作用。当进入室内时,戴过的口罩必须立即丢弃,以防外层绒毛沾染的花粉进入室内,前功尽弃。若驱车外出,应关闭车窗,避免花粉飞入车内。

(3)不要将花粉带入室内:患儿从室外回到室内需要更换衣物并清洗颜面、眼睛等可能粘有花粉的部位,并通过睡前淋浴来尽可能地清除身上沾染的花粉。不要忘记清洗头发,尤其是留长发的人,用清水冲洗头发就可以除去花粉。夜间睡觉关好门窗,避免卧室在夜间花粉浓度过高。另外,花粉季节注意衣物不要晾在室外,避免花粉黏附在衣服上。

(4)及时治疗花粉过敏:如果患儿花粉过敏,应及时就医,由专科医师诊断后确定最适合的疗法。花粉过敏严重的患儿,在花粉季节开始之前就应该接受治疗(治疗参考"六、儿童哮喘的中西医治疗方法")。

23. 为什么哮喘患儿要避免多食油腻生冷及有刺激性的食物或饮料?

日常生活中,常见的油腻食物包括肥肉、各种油炸食品、各种动物油、花生油、奶油等。刺激食物包括辛辣食物和生冷食物,辛辣食物如辣椒、胡椒、花椒、芥末、五香粉、小茴香等香料,以及麻辣火锅、酒等;生冷食物是指生或冷的食物,包括生冷瓜果、各种凉拌菜,以及各种冷饮冰棒等。

中医认为多食油腻生冷食物易致脾胃失调。脾失健运,则痰饮内生;而哮喘以"伏痰"为夙根,痰饮留伏是其反复发作的关键病机。且西医认为油腻食物还会增加气道反应性。因此,哮喘患儿应少吃生冷油腻食物。

而刺激性食物在中医理论中属辛味,辛散行气,扰乱气机,哮喘患儿肺气宣发肃降功能本就失调,再加上刺激性食物扰乱气机,致气逆而咳喘,甚至加重哮喘。西医认为刺激性食物易诱发支气管平滑肌强烈收缩,从而加重气道高反应性,导致哮喘发作。

大多数饮料含糖量高,含有大量的食品添加剂,过食饮料会影响生长发育。此外,甜食及添加剂的摄入均可能诱发或加重哮喘。

24. 为什么哮喘患儿要避免暴饮暴食?

中医认为暴饮暴食易损伤脾胃,脾失健运,则痰饮内生。"脾为生痰之源,肺为贮痰之器",痰饮上注于肺,导致肺宣发肃降功能失调,易加重咳喘。同时,脾为后天之本,暴饮暴食致脾胃亏虚,后天失养,则正气不足,抵御外邪的能力减弱,从而更易感受外邪而诱发哮喘。从西医理论来说,过饱饮食的机械性压迫致使膈肌上升,肺容量减少,也可加重哮喘的呼吸困难症状。因此,哮喘儿童应注意避免暴饮暴食。

25. 幼儿哮喘饮食"六不过原则"是什么?

"六不过原则"是指进食不宜过咸,过甜,过腻(如过食动物脂肪、奶油等),过激(如辛、辣、酒、浓茶等),不宜吃已证实的过敏食物,以及含较多食物添加剂的食物(如膨化食品、火腿肠、方便面等)。

26. 食物的温热、寒凉与哮喘有关吗?

食物的温热和寒凉与哮喘有一定的关系。中医认为,食物有温热、寒凉、平性等分类标准,而不同性质的食物会对人体产生不同的影响。哮喘主要是肺失宣降所致,在饮食方面宜选择有助于肺气宣通的食材,避免过度食用寒凉性食品,防止引起气道收缩和痰液增多等,诱发哮喘。

一般来说,过多食用寒凉性食物如柿子、西瓜、苦瓜、冰激凌等,容易刺激气道黏膜,导致气道收缩及痰涎增多,诱发哮喘症状。而温热性食物则可以通过促进肺部的血液循环、提升呼吸道抵抗力等方式,帮助缓解哮喘症状和加速康复。例如,生姜、葱、大蒜、桂皮、桃仁等都是有助于肺气宣通的温热性食物,适当食用可以对缓解哮喘有一定的辅助作用。但需要注意的是,不管是何种性质的食物,都讲究适量为度,过量食入反而适得其反。

27. 饮食偏嗜、挑食对哮喘有影响吗?

饮食偏嗜、挑食对哮喘具有一定的影响,但在不同的情况下影响程度有所不同。

(1)营养不良:如果只吃一些特定类型的食物,可能会缺乏某些重要的营养素,例如维生素 C、维生素 B 和镁等,在没有这些关键营养素的支持下,身体免疫系统的功能可能受到影响,更容易感染病原菌而诱发哮喘。中医认为,营养不良,正气亏虚,机体易受外邪侵袭而诱发加重哮喘。

(2)诱发哮喘:有研究指出,食盐对哮喘可能有致命性的威胁,中医也有"盐哮"的说法。因此,哮喘患儿应尽量减少盐的摄入量。另外,要小心食品添加剂,因为食品添加剂,尤其是亚硫酸盐及味精,可导致哮喘复发。另外,甜菜、红萝卜、可乐、冷饮等食物有可能会引起支气管痉挛,从而诱发或加重哮喘。因此,哮喘患儿应尽量避免过食冷饮、腌制品等食物。

28. 多吃甜食对哮喘患儿有影响吗？

有影响。中医认为过食甜食易生痰热，从而加重哮喘。西医认为食用大量的高糖食品可能会导致体重增加，而肥胖是哮喘的危险因素之一，因为其可能导致气道狭窄和炎症。其次，某些甜食成分也可能引起哮喘症状恶化。例如，患儿可能对鸡蛋或巧克力等常见的甜食成分过敏，从而造成哮喘发作。因此，哮喘患儿应少食甜食，如奶油蛋糕、冰激凌、巧克力、曲奇饼干等。

29. 为什么哮喘患儿不宜过量摄入高蛋白食物？

高蛋白食物可以增强哮喘患儿抵抗力，是成长发育过程中必不可少的营养元素。同时，对于久病的哮喘患儿，容易出现体虚的表现，食入高蛋白有益于疾病的康复。但是临床发现，一些食入性过敏原多为高蛋白质类食物，所以哮喘患儿是否适宜摄入高蛋白食物因人而异，需要根据患儿的过敏史、过敏原检查结果以及患儿健康状况来制定适合患儿的饮食方案，以满足患儿身体发育需求为度，切勿盲目、过量补充。

30. 如何用音乐、书法、绘画促进哮喘患儿康复？

音乐、书法和绘画都是一些可以帮助哮喘患儿康复的艺术形式。音乐疗法：通过听音乐或演奏乐器，可使哮喘患儿感到放松和舒适，有助于减轻其哮喘症状。建议选择抒情、柔和的音乐，像古典音乐、钢琴曲等，这些类型的音乐通常会有助于改善患儿的心理状态和情绪。书法和绘画：许多研究表明，书法和绘画可以缓解压力，降低心率和血压，同时也有助于提高注意力和聚焦力。哮喘患儿在接受这些活动时，能够更加关注自己的呼吸和身体感受，更容易发现自己的症状。建议家长陪同哮喘患儿进行绘画或书法活动，既可以进行亲子互动，又可以通过询问患儿自身感受，了解患儿病情。同时，也应该避免在有害气体或刺激气味较重的环境中进行此类艺术活动，以免引起过敏反应。

31. 家长如何帮助哮喘患儿调节情绪?

哮喘患儿除必要的药物治疗外,家长也不可忽视对患儿进行心理调养,可采用情绪疏导法、行为治疗法和集体心理辅导法等方法帮助哮喘患儿调节情绪。

(1)给予关心和鼓励:关心哮喘患儿的心理状况和身体情况,鼓励他们树立战胜哮喘的信心。由于哮喘反复发作,患儿常产生恐惧心理。比如有时患儿稍感呼吸急促,其实并不一定是哮喘发作的前兆,而是情绪激动或者用力过度的正常反应,可以通过平复患儿的情绪使症状缓解。家人须关心哮喘患儿,使其获得安全感,减少患儿的心理负担,克服疾病产生的自卑感和依赖感,并积极引导患儿自己重视心理因素在哮喘发作中的作用,避免不良情绪,保持愉快的心情。

(2)宣讲哮喘相关知识:平时向患儿讲解哮喘疾病相关知识,让他们认识到胸闷、喘息等症状是疾病的常见症状,恐慌、焦虑的情绪只会加重哮喘,从而放松情绪并配合药物治疗。同时,使患儿认识到长期规范的治疗不仅可以缓解发作的严重程度,还可以减少发作次数,进而增加哮喘患儿战胜疾病的信心。

(3)建立安全感:家人应帮助哮喘患儿掌握哮喘预防药物和急救药物的应用方法、日常注意事项、放松方法等,以增强患儿的自主意识和安全感。

(4)建立健康的心理状态:积极乐观平和的心态、坚强的毅力和自信都是战胜疾病的关键。家人应帮助哮喘患儿培养平和的心态,引导他们树立积极乐观的生活态度。对各种事物保持兴趣,广泛交友,积极参加一些喜欢的活动,锻炼社会环境适应能力,使其心理正常发展,减少不良心理因素的影响,帮助患儿战胜疾病,健康成长。

(5)放松训练:指导哮喘患儿进行肌肉放松训练,可使肌肉放松,同时消除紧张,最终调节心理焦虑。选择一间光线柔和,安静整洁的房间,可取坐位或仰卧位,以舒适为佳,然后闭上眼睛。先深吸一口气,保持约5~10秒,然后把气慢慢呼出,保持约5~10秒,重复1次。也可进行全身肌肉的放松训练,如伸出右手,用力弯曲前臂,保持大概5~10秒;用力握紧拳头,保持约5~10秒等,让患儿感受肌肉紧张的感觉,然后放松右手和手臂,对侧重复同样的动作。头部的放松包括皱起前额、眉毛、鼻子、脸颊,躯干部的训练包括双肩、胸部、背部,以及左右腿的放松训练。做放松训练时,注意肌肉的紧张松弛与呼吸相协调,每一组肌肉群的练习之间短暂休息,一般训练 1~2 次,每次 15 分钟。

32. 如何对哮喘患儿及家长进行心理疏导?

若哮喘患儿病情控制不佳、长期用药,患儿可表现为焦虑、抑郁、社交退缩、自卑、注意力缺陷、违纪、过分依赖等问题。若家长对哮喘缺乏正确的认知,亦可表现为抑郁、焦虑、过度担忧、过度保护等情绪问题,对治疗前景失去信心。家长不良情绪可能加重患儿的心理问题,从而影响哮喘患儿的治疗与康复。国内目前提倡整合性心理治疗,包括认知疗法、行为疗法、认知行为疗法、支持疗法、家庭治疗、放松训练、情绪疏导疗法及团体心理治疗等。

干预措施:

(1)加强对家长及患儿进行哮喘疾病知识的宣教,正确认识哮喘,增加治疗的依从性。

(2)保持积极乐观的心态,树立战胜疾病的信心。

(3)家长注意情绪调整,保持良好的家庭氛围,帮助孩子培养健康的心理。

(4)心理行为干预,如情绪疏导、放松训练等。

33. 哮喘患儿如何进行耐寒训练?

耐寒训练的时间在春季和夏季做比较适宜,最好在早上或下午,气温较为适宜时进行,切忌在夜间或恶劣天气时进行。训练的地点最好是空气新鲜、没有污染的户外环境。

哮喘患儿可以通过以下的耐寒训练来提高身体的适应能力:

(1)逐渐降低取暖温度:在家中逐渐降低取暖温度,让身体逐渐适应较低的温度。从夏季开始逐渐练习用冷水洗脸洗手、揉搓鼻部,进行耐寒锻炼,以增加身体对寒冷的适应能力。

(2)逐渐加长户外活动时间:从少量的户外活动开始,逐渐增加时间和强度。最好选择空气质量好的时段进行户外活动。

需要注意的是,哮喘患儿在进行耐寒训练时要根据自身身体情况和诊治医师的建议,选择适合自己的训练措施,避免训练过度造成不必要的身体负担。同时,如果出现不适症状应及时就医处理。

34. 如何理解哮喘患儿的"易地治疗"?

"易地治疗"是指当哮喘患儿的症状无法控制或持续加重时,建议患儿暂时离开原本所在的环境或城市进行治疗。这种治疗方式主要基于以下原因:

(1)暴露于目前所在环境中可能会导致哮喘发作,例如空气污染、花粉、宠物毛发等。通过去到其他环境,可以减少患儿接触过敏原的机会,从而减少哮喘发作的风险。

(2)在气候温和、空气清新的环境进行治疗,更有益于促进哮喘患儿的康复。

(3)可以到专业医疗机构寻求更好的治疗服务和医师指导,得到更加全面和及时的检查和治疗,提高治愈率。

需要说明的是,哮喘患儿的"易地治疗"只是一种辅助性的治疗方式,不能替代正规的药物治疗和日常护理。而且,具体治疗方法需要根据患儿的情况和医师的建议来制定。

八、儿童哮喘的家庭护理

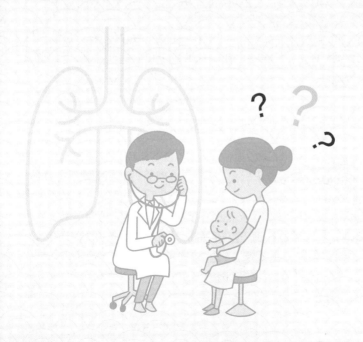

1. 哮喘患儿如何选择水果蔬菜？

新鲜的水果蔬菜是人体获取能量和微量元素的重要来源，哮喘患儿选择水果蔬菜需注意以下几点：

（1）避免过量食用生冷的水果和蔬菜：过量生冷饮食会影响患儿脾胃功能，酿生痰湿。

（2）避免进食易导致过敏的水果蔬菜：部分哮喘患儿可能对于某些水果蔬菜过敏，食入了这些蔬果可能会引发哮喘，哮喘患儿要尽量避免进食这些蔬果，以免诱发哮喘。

（3）选择一些润肺的水果：如梨、橙子、枇杷等，这些水果都具有润肺的功效，还含有丰富的维生素 C，有利于哮喘患儿的恢复。

（4）选择富含维生素 C 等抗氧化剂的水果蔬菜：哮喘患儿的免疫系统比正常儿童更容易受到氧化损伤的影响，因此摄入足够的抗氧化剂是非常重要的。富含维生素 C 等抗氧化剂的水果蔬菜包括草莓、苹果、香蕉、胡萝卜、南瓜、菠菜等。

（5）选择富含镁和维生素 E 的水果蔬菜：一些研究表明食用富含镁和维生素 E 的食物可以帮助缓解哮喘症状。富含镁和维生素 E 的水果蔬菜包括杏仁、红薯、菠菜、番茄等。

（6）避免刺激性气味：某些蔬菜在烹饪或加热时会释放出刺激性气味，如洋葱、大蒜等。哮喘患儿应尽量避免接触这些蔬菜，以免造成过敏，诱发哮喘。

2. 哮喘患儿需要补钙吗？

哮喘患儿是否要补钙需视情况而定，需要应用口服糖皮质激素治疗的哮喘患儿，可能会发生钙离子流失，出现腿脚抽筋等缺钙的症状，甚至可能会出现骨质疏松、股骨头坏死等严重的并发症。但对于大多数哮喘患儿，吸入性糖皮质激素的治疗是否会引起缺钙尚不确定。因此，哮喘患儿是否需要补钙，建议咨询医师评估是否存在缺钙情况，并确定是否需要进行补钙治疗。轻度缺钙可通过多吃一些含钙比较丰富的食物进行补充，如豆制品、肉类等；药物补钙须咨询医师，请医师评估后给予建议。

3. 哮喘患儿穿着打扮需要注意什么?

日常生活中,对哮喘患儿的防护有时比治疗更加重要,其中穿着打扮就是防护中的重要内容,哮喘患儿的穿着打扮可注意以下方面:

(1)穿着打扮应与地域时令相结合:哮喘患儿需要注意身体保暖,但也不能过度穿衣导致出汗。应该选择适当的衣量,并根据气温调整衣物厚度。

(2)衣物面料的选择以柔软舒适为主:选择面料光滑、柔软、舒适、吸汗透气的面料如棉织品等,避免使用粗糙、刺激性的面料。避免选择腈纶、涤纶等化学纤维衣料及羊毛内衣、鸭绒背心、动物皮毛及蚕丝衣物等,这些均易引起过敏、荨麻疹及哮喘发作。

(3)避免选择过于紧身和束缚的服装:紧身的上衣和束缚的裤子,会增加呼吸难度和限制活动,建议衣物选择以宽松舒适为主。

(4)衣物避免异味和灰尘等黏附:哮喘患儿对气味比较敏感,浓烈的异味可能会刺激呼吸道,诱发哮喘。因此,应避免使用香味浓烈的洗涤用品,以及易黏附气味、灰尘和毛絮等的衣物。建议洗涤衣物前先祛除衣物中灰尘、花粉和毛絮粘连,并使用无香料、低敏洗涤用品。

4. 哮喘患儿如何合理安排踏青或旅游?

哮喘患儿外出活动或旅游时,接触过敏原、环境和季节变化、饮食、病毒感染、过度疲劳和药物等因素均容易导致哮喘急性发作。家长可针对活动内容和目的地、既往哮喘急性发作特点和诱发因素等做好诱因防控,避免患儿哮喘急性发作。首先是结合患儿个体情况尽可能避免过敏原,如进出游乐场、公园、树林、动物园等公共场所或入住酒店时,可能接触到花粉、动物毛皮屑、地毯床褥中的霉菌、尘螨等吸入过敏原;还需警惕既往未知或未接触过的食物引起的食物过敏。需要提醒的是,外出游玩或旅游时,哮喘患儿的控制药物需继续使用,还要随身携带缓解药物。

5. 空调对哮喘症状有何影响?

哮喘患儿可以使用空调,但要避免短时间内的大幅度温差变化,不要直接面对冷空气的刺激,也不应将温度调得过冷或过热,否则很容易引起不适的感觉。另外家长应经常清洗空调滤网,长时间的封闭环境会使得室内的空气较为浑浊,使用空调时要保持适度的空气流通,以减少患儿呼吸道感染的发生。

6. 如何营造对哮喘患儿有利的家庭环境?

哮喘长期反复发作,以及依赖药物治疗等因素均会对患儿及家长产生身心健康的不良影响,形成不利的家庭环境,妨碍哮喘患儿的治疗和康复。患儿可表现为焦虑、抑郁、社交退缩、自卑、注意力缺陷、违纪问题、过分依赖等;家长可表现为抑郁、焦虑、过度担忧、过度保护等;同时,也会由于对哮喘缺乏正确的认识,对治疗前景失去信心,导致家长及患儿产生消极的心理反应。心理情绪诱发哮喘,多在哮喘长期反复发作的基础上发生,可能的发病机制为大脑皮层兴奋,影响丘脑,引起迷走神经兴奋,分泌乙酰胆碱等物质,增加支气管平滑肌的张力,从而诱发哮喘发作。

因此,家庭环境对哮喘患儿的治疗和康复有很大的影响。那么,如何营造对哮喘患儿有利的家庭环境呢? 家长应建立和谐轻松的家庭氛围,帮助哮喘患儿保持良好心态,注意调整孩子的情绪。另外,适当的运动锻炼有助于释放患儿因病情产生的压力或负性情绪。

(1)建立良好的家庭氛围:家庭应该充满爱、尊重和关怀,为孩子提供安全感和舒适感。对孩子的成长和发展要充满信心,并积极地倾听他们的发言。一方面,家长要注意调整自己的情绪,保持良好的家庭氛围,帮助孩子培养健康的心理;另一方面,患儿要保持积极乐观的心态,树立战胜疾病的信心。

(2)提供合理的饮食结构:孩子需要营养均衡的饮食以促进身体上的健康。家长应该确保孩子每天都吃到新鲜、食物组合合理的营养餐。

(3)鼓励日常锻炼:孩子需要多运动以支持身体上的发展。家长应该鼓励孩子适当运动,例如在户外活动、参与体育活动,或进行家庭运动。

(4)培养合理的作息时间:家长应该限制电视和电脑使用时间,让孩子通过其他途径学习和娱乐,以帮助孩子建立更好的健康作息习惯。

（5）科普哮喘相关知识：医疗机构及相关组织应加强对家长及患儿哮喘疾病知识的宣教，让其正确认识哮喘，增加治疗的依从性。

7. 哮喘患儿能游泳吗？

在适合哮喘患儿的运动中，游泳被认为是最合适且应用最广泛的方法。临床研究表明，游泳过程中引起哮喘的概率较低，是最不易引起哮喘发病的运动之一。在游泳训练过程中，由于水下压力对机体的作用，肺活量相应增加，通过长时间训练，逐步保持较大的肺活量。而且在水中，由于水温的作用，可保持机体温度，减少热量及体温的散失，从而减少机体能耗。通过游泳的抗重力活动可活跃全身，从而促进血液循环，达到减轻、防止哮喘的效果。但需注意的是，游泳时应尽量选择空气中的温度和湿度均处于较为合适范围的室内场馆，同时也需注意患儿是否对游泳池中的化学物质过敏，以免诱发或加重哮喘；运动强度不宜过高，宜从小运动量开始，循序渐进，通过训练逐步提高呼吸效率，改善呼吸功能，从而增强身体素质。

8. 如何记哮喘日记？

哮喘日记的内容主要包括记录患儿每次哮喘发作的时间、咳嗽情况、喘息情况、憋气感、鼻部症状、可疑过敏原或诱因、呼气流量峰值、药名及用药剂量和次数、天气及环境因素以及是否有就医等（详见附录）。除此以外，日记中还应注意个性化记录，如患儿当时的情绪，有无接触化学物品，有无疲劳或剧烈活动或者其他特殊事件；对于患儿每日用药情况，除了药名、剂量，还应对疗效、药物副作用等进行详细记录。这些内容可记录在备注，也可根据患儿情况自行添加记录项目。其中，坚持每天检测呼气流量峰值（PEF）并如实记录非常重要，家长要督促患儿按时完成。记好哮喘日记可以为医师判断哮喘严重程度、制定治疗方案提供客观依据。

9. 如何在家使用峰流速仪？

使用峰流速仪测定呼气流量峰值应该每日 2 次，选取固定的时间点，可以在清晨起床后和晚上睡觉前，每次测定 3 次，记录其最佳值。

使用前先检查峰流速仪的游标活动是否正常,若游标上下移动不灵活或随峰流速仪的摆动而随意移动,则应弃用。使用时将峰流速仪的游标拨到标尺"0"(或最低位置),令患儿站立,深吸气,水平位手持峰流速仪,将口唇包紧口器,用力快速呼气,呼气结束后峰流速仪保持水平位,观察并读取游标箭头所指的数值,连续测定3次,记录最佳的一次呼气流量峰值。需注意3次测定值不能相差5%以上,如果每次测定值相差过大,说明患儿测定方法有误,需要重新指导应用。

10. 如何利用呼气流量峰值(PEF)进行家庭哮喘管理?

呼气流量峰值(PEF)可以反映患儿的发病情况,评估哮喘是否发作及其发作的严重程度。在自主进行呼气流量峰值判定之前,需要同医师一起确定出"个人最佳值"。个人最佳值一般为哮喘控制两周以上、在没有任何哮喘症状、病人自我感觉良好的情况下,认真测量两周所得的最高呼气流量峰值。

呼气流量峰值的判定一般分为红、黄、绿三区进行。绿区:呼气流量峰值达到个人最佳值的80%以上,表明患儿没有哮喘症状,可以按常规用药。黄区:呼气流量峰值达到个人最佳值的60%~80%,表明患儿即将发病,需要调整用药或咨询医师。红区:呼气流量峰值低于个人最佳值的60%,表明患儿已经发病,需要去医院进一步治疗。

11. 哮喘患儿家中或身边应常备哪些急救药物?

急救药物的准备主要是为了预防哮喘患儿的急性发作,其能够发挥快速解除支气管痉挛、缓解哮喘症状的作用。常用的药物有沙丁胺醇、特布他林和异丙托溴铵等。

沙丁胺醇与特布他林同属于短效 β_2 受体激动剂,尤其是吸入型 β_2 受体激动剂广泛应用于哮喘急性症状的缓解治疗,适用于任何年龄的哮喘儿童。短效 β_2 受体激动剂作用于中小气道,使用后通常在数分钟内起效,疗效可维持4~6小时,是缓解哮喘急性症状的首选药物。异丙托溴铵属于抗胆碱能药物,其作用弱于 β_2 受体激动剂,起效较慢,作用于大中气道,但长期使用不易产生耐药性,不良反应少,常与 β_2 受体激动剂合用,使支气管舒张作用增强并持续。

12. 儿童哮喘急性发作时家长应该怎么做?

当儿童哮喘急性发作时,很多家长会手忙脚乱,这个时候家长应该保持沉着冷静。首先,应立即让患儿取半坐位或端坐位,解开衣领,呼吸清新空气,及时使用吸入型速效 β_2 受体激动剂,建议使用压力定量气雾剂经储雾罐吸入,单剂给药(连用 3 剂)或使用雾化吸入方法给药。如治疗后喘息症状未能有效缓解或症状缓解维持时间短于 4 小时,应即刻前往医院就诊。如患儿哮喘急性发作时身边未携带任何急救药物应立即前往医院就诊。

13. 家长如何判断孩子的哮喘已得到了控制?

家长可以根据年龄选择相应的哮喘控制测试对患儿的哮喘情况进行简单判断。5 岁以下的哮喘儿童可用儿童呼吸和哮喘控制测试(TRACK)评估和检测呼吸症状,4 岁~11 岁儿童哮喘患儿可用儿童哮喘控制测试(C-ACT)在家庭进行病情的长期监测。

除此之外,家长还可以通过患儿的症状了解病情的控制情况。哮喘发作期疗效评价包括良好控制、部分控制、未控制 3 项内容。

(1)良好控制:喘息、咳嗽、气促、胸闷等症状消失,肺部听诊未闻及明显哮鸣音,观察 4 周未发作。

(2)部分控制:存在以上判定项目 1~2 项。①喘息、咳嗽、气促、胸闷等症状发作>2 次/周;②夜间因哮喘憋醒;③应急缓解药使用>2 次/周;④因哮喘而活动受限。

(3)未控制:存在以下判定项目 3~4 项。①喘息、咳嗽、气促、胸闷等症状发作>2 次/周;②夜间因哮喘憋醒;③应急缓解药使用>2 次/周;④因哮喘而活动受限。

远期疗效评价分为长期缓解与近期缓解 2 项内容。

(1)长期控制:达到"良好控制",肺功能恢复正常预计值或本人最佳值的 80% 以上,持续 1 年以上(包括 1 年)。

(2)近期控制:达到"良好控制",肺功能恢复正常预计值或个人最佳值的 80% 以上,持续 3 个月至 1 年。

注:症状发作次数及应急缓解药使用次数,6 岁及以上儿童>2 次/周,6 岁以下儿童>1 次/周。

14. 如何给孩子煎服中药？有哪些注意事项？

　　将一剂中药置于砂锅、不锈钢或搪瓷容器中(避免使用铜、铁、铝等制成的容器)，倒入净水，没过所有药物即可，浸泡30分钟。大火将药液煮沸后，调为小火煎煮，发作期的药物小火煎煮20分钟左右，缓解期药物小火煎煮25~30分钟，在此期间应经常搅拌，以免煎糊。1岁以下可煎至60ml左右，分3~4次服下；1~3岁可煎至80ml左右，分2~3次服下；3~6岁可煎至100ml左右，分2~3次服下；6~12岁可煎至120ml左右，分2次服下，12岁以上可煎至180ml左右，分2次服下。

　　(1)避免中药汤液的过热或过凉：有研究表明，舌头对37℃以上的温度更为敏感，因此中药汤液的温度应控制在15℃~37℃(触之不烫手)。

　　(2)选择合适的时机进行喂药：服药时间宜为饭前或饭后半小时至1小时，不要与吃饭时间过于接近。喂药时注意观察孩子的状态，家长应尽量在孩子平静的状态下喂药，不要在孩子激烈哭闹时喂药。

　　(3)避免强行灌药：孩子拒绝服药时，尽量采取温和的方式劝服，避免强行灌药。

　　(4)严禁使用"暴力"手段喂药：如果喂药手段均不可行需要给孩子灌药，不要使用捏鼻子等"暴力"手段来喂药，以防药液呛入气管或引起窒息。

15. 孩子服中药困难怎么办？

　　孩子服中药困难主要原因之一是中药味苦。药液在口中停留的时间越长，感觉味道越苦。因此，服用苦味中药应尽量干净、利落、迅速。另外，在喝完药后可用温水漱口，以冲淡口中残留苦味。

　　同时家长可以选择专用喂药器、滴管或注射器。吸进药后，放在孩子一侧颊黏膜和牙龈之间将药少量挤进，这样药物不会经过舌头，孩子更容易接受，也难将药吐出，待孩子吞咽后再继续喂下一口。注意不要直接对准咽喉部注入药物，以免药物进入气管。切忌捏着鼻子灌药或在孩子大哭时喂药，以防呛入气管。

　　若孩子满3岁，能够理解吃药的作用，可以多跟他交流，用温柔的语气告诉他吃药才能让病好起来，才有精神玩耍。也可以跟孩子做游戏,让孩子通过游戏理解喝药的作用,鼓励其自己吃药。此外,还可以在吃药后给他一点小礼物作为奖励。

16. 哮喘患儿能接种疫苗吗?

哮喘并不是接种疫苗的绝对禁忌证,对所接种的疫苗过敏者除外。只有在正值哮喘发病,尤其是使用糖皮质激素时应暂缓接种疫苗。当孩子处于哮喘缓解期(哮喘的症状及体征消失,肺功能恢复急性发作之前的水平,并且持续 4 周以上)且健康情况较好时可以进行疫苗接种。

17. 哮喘患儿家庭中衣食住行需要关注哪些细节?

(1)患儿的衣物以纯棉质为宜;被褥每周晾晒 1 次,每次 2 小时。

(2)哮喘患儿饮食宜清淡,多食蔬菜及杂粮,少食生冷、辛辣等刺激之品,禁食已知引起过敏及容易致敏的食物。

(3)哮喘患儿家中室内常保持通风状态,温度与湿度适宜。

(4)家中避免使用地毯,避免摆放有明显气味的物品,避免患儿接触吸入性过敏原。

(5)避免饲养宠物,尽量让孩子不玩毛绒玩具。

(6)在感冒流行季节、风沙天气及花粉较多的春季减少外出,外出时应戴口罩。

(7)适量运动,如快走、慢跑、做广播体操等,促进免疫功能的发育与完善,但切忌过度运动。

(8)家长需认真遵从医师的指导给孩子用药,不要随意调整药量或停药,避免用药不当引起哮喘复发或加重。

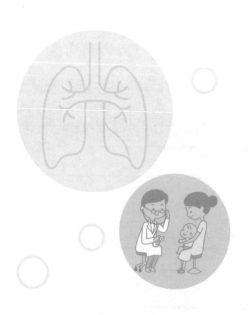

九、与儿童哮喘相关的组织、
活动和项目等

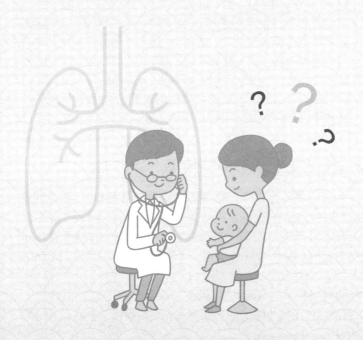

1. 什么是哮喘之家?

"哮喘之家"一般是以省、市级医院为中心,联合社区医院、卫生所的呼吸科、儿科、变态反应科等科室的医师共同成立的委员会。"哮喘之家"会通过开展专题讲座、义诊咨询、随访、科普视频等活动提高患者的哮喘防治意识,建立规范化、科学化的诊疗模式。

(1)专题讲座:通过开展哮喘相关知识的科普讲座普及哮喘的病因、病理、临床表现、治疗药物及注意事项等内容。引导患者走出"拒绝使用糖皮质激素""自行停药""抗生素滥用"等误区。

(2)指导患者规范化使用哮喘防治药物及仪器:通过一对一指导或科普视频等方法帮助哮喘病人了解药物吸入装置的正确使用方法,指导患者使用峰流速仪测定呼气流量峰值(PEF)进行个人管理,并通过对 PEF 值的判断指导患者用药及判断是否需要前往医院就诊。

(3)义诊咨询:组织医务人员进入社区开展义诊活动,通过一对一诊疗模式解答患者的疑问,并为患者制定合理的哮喘治疗方案。

(4)随访:建立哮喘患者的个人病情档案,通过定期对患者进行电话或门诊随访,告知患者复诊时间,提高患者的依从性。

哮喘是一种慢性呼吸系统疾病,具有反复发作的临床特点,需要患者进行长期的病情监测与评估。因此,哮喘的长期教育管理是影响哮喘治疗与预后的关键因素,也是临床哮喘防治工作的重要内容。"哮喘之家"可以加强患者的哮喘防治知识教育,促进医师与患者之间的沟通,强化哮喘患者的自我管理,推动哮喘的规范化治疗,降低哮喘的发病率与病死率,提高哮喘患者的生活质量。

2. 什么是全球哮喘防治创议(GINA)?

1993 年美国国立卫生院所属心肺血液研究所(NHLBI)联合世界卫生组织(WHO)成立"全球哮喘防治创议"专家组,邀请了 30 多位来自世界各地的著名哮喘专家共同起草了一份关于全球哮喘管理和预防策略的报告,并于 1995 年出版了《全球哮喘防治创议(GINA)》的系列丛书。2002 年以后,专家组每年对 GINA 进行更新和修订,以反映哮喘研究领域的最新进展,保证了该指南的先进性和权威性。GINA 系列丛书的出版为哮喘的长期管理和预防提供了全面和系统的方案,致力于在全球范围内提高医务工作者、卫生管理部门与公众对哮喘的认识,推广哮喘的预防和管理策略。2023 版 GINA 的更新重点在于哮喘药物术语的明确化、增加哮喘管理周期的新注释、儿童哮喘的管理与治疗等内容。

3. 什么是中国儿童哮喘行动计划(CCAAP)?

2017 年 2 月 19 日,中国儿童哮喘行动计划(Chinese Children's Asthma Action Plan,CCAAP)正式发布,为哮喘儿童及家庭的自我管理提供了重要工具。该行动计划发布以来,得到全国儿科医师的积极响应与广泛应用。中国儿童哮喘行动计划以症状及呼气流量峰值作为判断标准,用 3 个区带,采用交通信号灯的方式:绿色、黄色和红色,分别提示在不同病情下需要采取的措施,包括纸质版和电子版。

电子版即"悠然呼吸"App,是以手机管理平台为载体,采取线上监测与线下随访评估相结合的方法,对哮喘儿童进行实时管理,可在应用商城搜索下载。电子版中国儿童哮喘行动计划将纸质版哮喘行动计划内容输入手机,可在哮喘发作的第一时间指导患儿及家长进行处理,并提供呼气流量峰值监测、哮喘教育等服务。患儿家属记录患儿症状、用药情况及哮喘控制测试评估情况,医师端和患儿端之间可关联,实施远程管理。

中国儿童哮喘行动计划可提高哮喘治疗效果、改善患者肺功能、降低治疗过程中的并发症、提高用药安全性,是提高哮喘家庭管理水平和控制率的有效手段。中国儿童哮喘行动计划也是哮喘健康教育的重要内容,是医师指导哮喘患儿及其家属进行自我管理的重要工具。

4. 什么是全球哮喘网络(GAN)?

全球哮喘网络(GAN)成立于 2012 年,旨在通过加强监测、研究合作、能力建设和获得有质量保证的基本药物,改善全球哮喘护理,重点关注低收入和中等收入国家。该网络是国际儿童哮喘和过敏性疾病研究(ISAAC)与国际抗结核和肺病联盟的合作。全球哮喘网络是2011 年 9 月 19~20 日在纽约举行的联合国非传染性疾病高级别会议发布《2011 年全球哮喘报告》的后续工作,是全世界的哮喘监测中心,旨在研究减轻哮喘负担的方法,促进哮喘患者获得适当的哮喘管理,刺激和鼓励低收入和中等收入国家的哮喘防治能力建设,努力确保全球获得有质量保证的基本药物,并提高哮喘作为主要非传染性疾病的形象。

5. 什么是变应性鼻炎及其对哮喘的影响（ARIA）？

《变应性鼻炎及其对哮喘的影响》（Allergic Rhinitis and its Impact on Asthma, ARIA）项目于1999年由世界卫生组织（WHO）专委会启动,第1版于2001年发表,指出变应性鼻炎是诱发哮喘的主要因素之一。该项目制定的循证诊疗指南主要作为反映最新进展的手册供专业及一般医师使用,其目的在于：①更新医师对变应性鼻炎的有关知识；②强调变应性鼻炎对哮喘的影响；③提供诊断的方法；④提供治疗的方法；⑤为患者提供适当的阶梯式治疗方案。

ARIA 2010年的修订版是过敏领域首个基于证据质量的临床指南,证据质量分为4个等级：高、中、低、极低。该版指南将强烈推荐描述为"推荐"（recommend）,有条件推荐描述为"建议"（suggest）,对不同的应用人群进行了细分并采用了推荐、评估、发展和评价分级（GRADE）的工作框架。2016年修订版仍然延续2010年修订版中的此种方式,目的是为患者、临床医师和卫生政策决策者提供清晰、明确和系统治疗变应性鼻炎的方案。ARIA 2016年修订版全文发表在 *Journal of allergy and clinical immunology* 杂志上,对临床医师和患者经常遇到的治疗变应性鼻炎的药物使用问题给出了最新建议,包括口服 H1 受体拮抗剂、白三烯受体拮抗剂以及其他口服和鼻腔联合用药的建议。

6. 什么是国际哮喘联盟？

国际哮喘联盟是由大中华地区十几名知名哮喘专家联合提倡,亚洲地区部分知名哮喘专家参与的一个国际民间组织。国际哮喘联盟的宗旨是通过加强与世界各地哮喘防治机构的联系,推广哮喘标准化、规范化治疗方法,为防治哮喘提供健康咨询及治疗参考。

7. 什么是中国哮喘联盟?

2005 年 6 月 4 日在中华医学会呼吸病学分会哮喘学组组织和领导下成立了全国性哮喘防治机构——中国哮喘联盟,中国工程院院士钟南山教授和上海交通大学医学院附属瑞金医院邓伟吾教授担任联盟顾问。中国哮喘联盟已有 29 个省(自治区、直辖市)成立了分支机构,全国共有超过 3 000 名呼吸科医师会员。中国哮喘联盟将推广规范化治疗、加强哮喘患者自我管理意识的教育和培训、普及公众哮喘防治知识、开展全国性协作研究、抵制虚假宣传和不正当医疗行为作为工作任务。联盟旨在通过加强与各地哮喘防治机构的联系,推广哮喘规范化治疗,提高我国哮喘防治和研究水平。

8. 什么是世界哮喘日?

1998 年 12 月 11 日,在西班牙巴塞罗那举行的第二届世界哮喘会议开幕日上,全球哮喘病防治创议(GINA)委员会与欧洲呼吸学会(ERS)代表世界卫生组织(WHO)提出开展世界哮喘日活动,并将当天作为第一个世界哮喘日。世界哮喘日纪念活动的开展,旨在加强人们对哮喘病现状的了解,增强患者及公众对该疾病的防治和管理意识。自 2000 年起每年哮喘日都有相关活动举行,世界哮喘日也改为每年 5 月的第一个周二。每一年 GINA 都会选择一个主题,如 2022 年世界哮喘日的主题是“消除差距,实现哮喘的同质管理”,呼吁人们采取行动,找出并缩小哮喘护理上的差距;2023 年的主题为“全面关爱每一位哮喘患者”,旨在促进所有国家制定和实施有效的哮喘管理计划,提出每位患者都应接受正确的治疗和享有全面的关爱。每一年世界哮喘日的主题与《全球哮喘处理和预防策略》相结合,有助于在世界范围内宣传哮喘,也可以使大多数哮喘患者获得正确的管理。自1998 年的第一个世界哮喘日以来,每个世界哮喘日的参与者越来越多,而世界哮喘日主题活动也成为最重要的哮喘教育活动之一。

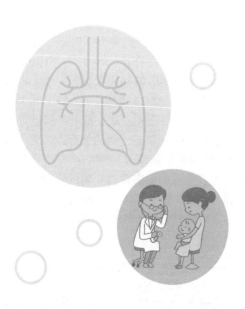

1. 哮喘控制测试（ACT）

整个测试由五个问题组成，具体内容如下：

过去 4 周内，在工作、学习或家中，有多少时候哮喘妨碍您进行日常活动？

所有时间	大多数时间	有些时候	极少时候	没有
1	2	3	4	5

过去 4 周内，您有多少次呼吸困难？

每天不止 1 次	每天 1 次	每周 3~6 次	每周 1~2 次	完全没有
1	2	3	4	5

过去 4 周内，因为哮喘症状（喘息、咳嗽、呼吸困难、胸闷或疼痛），您有多少次在夜间醒来或早上比平时早醒？

每周 4 个晚上或更多	每周 2~3 个晚上	每周 1 次	每 1~2 次	没有
1	2	3	4	5

过去 4 周内,您有多少次使用急救药物治疗(如沙丁胺醇)?

每天 3 次以上	每天 1~2 次	每周 2~3 次	每周 1 次或更少	没有
1	2	3	4	5

您如何评估过去 4 周内您的哮喘控制情况?

没有控制	控制很差	有所控制	控制良好	完全控制
1	2	3	4	5

在测试时将每道题所选答案的数字记录,并将每道问题的得分相加得到总分。

哮喘控制测试(ACT)结果解读:

评分 25 分提示哮喘完全控制,稳定 3~6 个月可以考虑降级治疗。

评分 20~24 分提示哮喘良好控制,需要继续用药以达到完全控制。

评分<20 分提示哮喘未控制,应再次评估病情、调整治疗。

具体咨询专科医师。

2. 儿童哮喘控制测试(C-ACT)

整个测试由 7 个问题组成,分为两个部分,具体内容如下:

第一部分:孩子独立完成

很差	差	好	很好
0	1	2	3

当你在跑步、锻炼或运动时,哮喘是个多大的问题?

这是个大问题,我不能做我想做的事	这是个问题,我不喜欢它	这是个小问题,但我能应付	没问题
0	1	2	3

你会因哮喘而咳嗽吗?

会,一直都会	会,大部分时候会	会,有时候会	从来不会
0	1	2	3

你会因为哮喘而在夜里醒过来吗?

会,所有时间	会,大部分时候会	会,有时候会	从来不会
0	1	2	3

第二部分:父母回答(不要让孩子的答案影响你的回答,答案没有对错之分)

在过去的4周里,您的孩子有多少天有日间咳嗽症状?

没有	1~3 天	4~10 天	11~18 天	19~24 天	每天
5	4	3	2	1	0

在过去的4周里,您的孩子有多少天在白天出现喘息声?

没有	1~3 天	4~10 天	11~18 天	19~24 天	每天
5	4	3	2	1	0

在过去的4周里,您的孩子有多少天因为哮喘在夜里醒来?

没有	1~3 天	4~10 天	11~18 天	19~24 天	每天
5	4	3	2	1	0

在测试时将每道题所选答案的数字记录,并将每道问题的得分相加得到总分。

儿童哮喘控制测试(C-ACT)结果解读:

评分19分或更少:表明患儿哮喘并没有得到最妥善的控制,应该向医师咨询治疗方案是否需要改进。

评分20分或更多:表明患儿哮喘控制较好,应该定期让孩子进行儿童控制测试,并定期就诊。

具体咨询专科医师。

3. 哮喘控制问卷(ACQ)

整个测试有7个问题,具体内容如下:

平均起来,在过去1周中,您有多少次因哮喘而在夜间醒来?

从来没有	几乎没有	少数几次	有几次	许多次	绝大多数时间	因哮喘而无法入睡
0	1	2	3	4	5	6

平均说来,在过去 1 周中,当您早上醒来时,您的哮喘症状平均有多严重?

没有症状	很轻微	轻微	中等程度	较严重	严重	很严重
0	1	2	3	4	5	6

总体来说,在过去 1 周中,您的日常活动因哮喘受到何种程度的限制?

无任何限制	很轻微地受限制	轻微受限制	中等度受限制	很受限制	极度受限制	完全受限制
0	1	2	3	4	5	6

总体来说,在过去 1 周中,您因为哮喘而呼吸困难吗?

没有	很少	有些	中等程度	较严重难	很严重难	非常严重难
0	1	2	3	4	5	6

总体来说,在过去 1 周中,您有多少时候出现喘息?

没有	几乎没有	有些时候	经常	许多时候	绝大多数时间	所有时间
0	1	2	3	4	5	6

平均来说,在过去 1 周中,您每天使用多少次(喷)短效支气管舒张剂(如沙丁胺醇)? 如果不能确定如何回答,可以请求帮助。

没有	1~2 喷	3~4 喷	5~8 喷	9~12 喷	13~16 喷	16 喷以上
0	1	2	3	4	5	6

支气管舒张剂使用前 FEV_1。本问题可以由临床医师完成。

>95% 预计值	90%~95%	80%~89%	70%~79%	60%~69%	50%~59%	<50% 预计值
0	1	2	3	4	5	6

在测试时将每道题所选答案的数字记录,取每道问题得分的平均值。

哮喘控制问卷(ACQ)结果解读:

7 个问题取平均值:

评分<0.75 分表示哮喘已完全得到控制。

评分在 0.75~1.5 分之间表示哮喘良好控制。

评分>1.5 分表示哮喘没有得到控制。

具体咨询专科医师。

4. 儿童呼吸和哮喘控制测试(TRACK)

整个测试由五个问题组成,由患儿看护者完成,具体内容如下:

在过去 4 周内,孩子受到呼吸问题(比如喘息、咳嗽或呼吸短促)的困扰有多频繁?

根本没有	1 次或 2 次	每周 1 次	任一周 2 次或 3 次	任一周 4 次或 更多次
20	15	10	5	0

在过去 4 周内,孩子因呼吸问题(喘息、咳嗽、呼吸短促)在晚上醒来有多频繁?

根本没有	1 次或 2 次	每周 1 次	任一周 2 次或 3 次	任一周 4 次或 更多次
20	15	10	5	0

在过去 4 周内,孩子因呼吸问题(比如喘息、咳嗽或呼吸短促)在多大程度上干扰他(她)玩耍、上学或进行同龄儿童应该进行的平常活动的能力?

根本没有	轻微	中等	相当大	极大
20	15	10	5	0

在过去 3 个月内,您需要使用快速缓解药物(特布他林、沙丁胺醇)来治疗孩子的呼吸问题(喘息、咳嗽、呼吸短促)有多频繁?

根本没有	1 次或 2 次	每周 1 次	任一周 2 次或 3 次	任一周 4 次或更多次
20	15	10	5	0

在过去 12 个月内,孩子需要全身糖皮质激素(口服泼尼松或泼尼松龙、注射甲泼尼龙或琥珀酸氢化可的松)或加用高剂量局部糖皮质激素(1mg 布地奈德或其他等效 ICS/次)来治疗其他药物无法控制的呼吸问题的频次?

从来没有	1 次	2 次	3 次	4 次或更多次
20	15	10	5	0

在测试时将每道题所选答案的数字记录,并将每道问题的得分相加得到总分。

儿童呼吸和哮喘控制测试(TRACK)结果解读:

每个问题的评估分值都有五个等级,每级以 5 分作为一个档次,分别为 20 分、15 分、10 分、5 分、0 分,总分 0~100 分,得分越高表明呼吸问题的控制越好。如果 TRACK 问卷测试得分<80 分,提示目前哮喘或呼吸问题可能未得到控制,具体咨询专科医师。

5. 哮喘日记(样表)

记录项目	星期一		星期二		星期三		星期四		星期五		星期六		星期日	
	日	夜	日	夜	日	夜	日	夜	日	夜	日	夜	日	夜
咳嗽情况														
喘息情况														
憋气感														
鼻部症状														
可疑过敏原或诱因														
呼气流量峰值														

续表

记录项目	星期一		星期二		星期三		星期四		星期五		星期六		星期日	
	日	夜	日	夜	日	夜	日	夜	日	夜	日	夜	日	夜
药名及用药剂量和次数														
天气及环境因素														
是否就医														
备注